L'HOMŒOPATHIE

EXPOSÉ DE LA DOCTRINE D'HAHNEMANN

Cours professé en Avril et Mai 1896

PAR

Le Dr V. Léon SIMON

Médecin à l'Hôpital Hahnemann,
Vice-président de la Société française d'homœopathie.

PARIS

LIBRAIRIE MÉDICALE ET SCIENTIFIQUE

JACQUES LECHEVALIER

rue Racine, 23

1897

OUVRAGES DU MÊME AUTEUR

Considérations sur les plaies par armes à feu (Thèse inaugurale), 1871.

Hahnemann, sa vie et ses œuvres (mémoire couronné par la Société hahnemannienne de Madrid), 1872.

Guide du médecin homœopathe au lit du malade, par Hirschel (traduction de la 8e édition allemande), 1874.

Traité de matière médicale homœopathique, par S. Hahnemann (traduit de l'allemand en collaboration avec M. le Dr Léon Simon père), 4 vol. in-8º, 1877-1891.

Instructions sommaires sur le traitement homœopathique des maladies propres à l'Afrique intertropicale, 1885.

Le lupus et son traitement, 1 vol. in-8º, 1892.

Étude sur l'aconit, 1893.

Conférence sur la loi de similitude, 1894.

L'HOMŒOPATHIE

EXPOSÉ DE LA DOCTRINE D'HAHNEMANN

L'HOMŒOPATHIE

EXPOSÉ DE LA DOCTRINE D'HAHNEMANN

Cours professé en Avril et Mai 1896

PAR

Le Dr V. Léon SIMON

Médecin à l'Hôpital Hahnemann,
Vice-président de la Société française d'homœopathie.

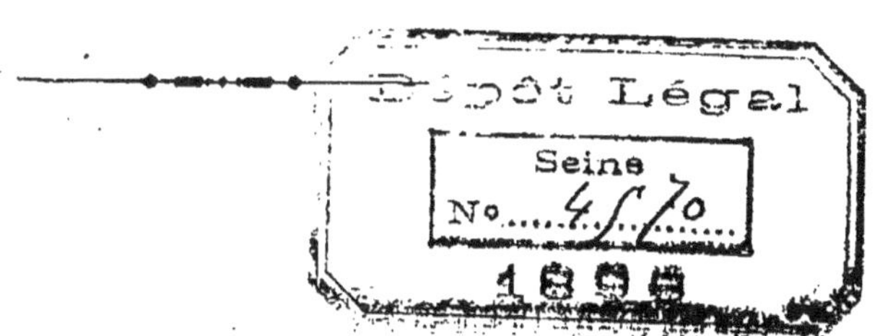

PARIS

TYPOGRAPHIE A. DAVY

52, rue Madame

1896

L'HOMŒOPATHIE

EXPOSÉ DE LA DOCTRINE D'HAHNEMANN

PREMIÈRE LEÇON

MATIÈRE MÉDICALE

Messieurs,

Dans un traité publié en 1805 et intitulé : *La Médecine de l'expérience* Hahnemann dit ceci : « La « médecine est une science d'expérience. Elle s'oc-« cupe de détruire les maladies par des moyens « qu'elle leur oppose. La connaissance des mala-« dies, celle des moyens propres à les combattre, « celle de la manière dont on doit employer ces « moyens, voilà ce qui la constitue (1). »

Non content de définir ainsi son rôle, il nous donne les moyens de l'exercer utilement et, dans l'*Organon de l'art de guérir*, qui est son œuvre capitale et le couronnement de toutes les autres, il pose nettement le problème à résoudre :

______

(1) Études de médecine homœopathique, t. I, p. 291.

« La marche qu'on doit suivre dans le traitement
« se réduit aux trois points suivants :

« 1º Par quelle voie le médecin arrive-t-il à con-
« naître ce qu'il a besoin de savoir relativement à
« la maladie pour pouvoir en entreprendre la cure?

« 2º Comment doit-il étudier les instruments des-
« tinés à la guérison des maladies naturelles, c'est-
« à-dire la puissance morbifique des médicaments?

« 3º Quelle est la meilleure manière d'appliquer
« ces puissances morbifiques, artificielles (les médi-
« caments) à la guérison des maladies? (1) »

Sur le premier de ces trois points je n'ai rien à
vous enseigner, car la connaissance des maladies,
c'est-à-dire la pathologie, a été de tout temps l'étude
favorite des médecins. Tous les grands esprits qui
ont illustré notre profession, tous les observateurs,
Hippocrate le premier, puis Sydenham, Stœrck,
Hunter, Trousseau, J.-P. Tessier père, qui fut des
nôtres, ont laissé là l'empreinte de leur génie. Enfin,
aujourd'hui les moyens d'investigation ont été tellement multipliés et perfectionnés qu'on pourrait
croire que le diagnostic a atteint son maximum de
précision. Apprenez donc de vos maîtres à vous bien
servir de ces précieuses ressources, car nous ne
devons rester indifférents à aucun progrès. J'ai entendu dire à Ambroise Tardieu que, chez le médecin, l'ignorance est une improbité; Hahnemann,
plus sévère encore, avait dit longtemps avant lui

____

(1) Organon, § 71.

que, lorsqu'il s'agit d'un art sauveur de la vie, négliger d'apprendre est un crime.

Cependant, quel que soit le degré de perfection auquel vous porterez le diagnostic, vous n'aurez accompli que le tiers de votre tâche. La pathologie, lorsque la matière médicale et la thérapeutique ne viennent pas la féconder, n'est plus, selon l'expression d'Amédée Latour, qu'une inutile histoire naturelle. Franchement, si la médecine ne devait avoir d'autre résultat que de nous faire savoir de quoi, quand et comment mourra notre client, le temps que nous lui consacrerions serait un temps perdu.

Le corps médical a toujours été imbu de ce préjugé que la connaissance de la maladie entraînait tout naturellement celle du traitement. De là vient la suprématie qu'on a accordée de tout temps à la pathologie. Quand on était sûr de son diagnostic on se croyait maître de la situation. C'est une grave erreur. Qu'on puisse tirer de la maladie des indications hygiéniques, personne ne le conteste. Mais qu'est-ce que le diagnostic peut nous suggérer relativement aux médicaments? En quoi la connaissance d'une pneumonie peut-elle nous éclairer sur les propriétés de la bryone et du phosphore? Celle de la fièvre typhoïde sur les propriétés du sumac et du charbon de sommité de peuplier? Il n'y a pas le moindre rapport entre la pathologie et la matière médicale, il faut les étudier séparément et il n'est pas permis de subordonner l'une à l'autre.

Passons donc au deuxième terme du problème, à

l'étude des instruments destinés à la guérison des maladies naturelles, c'est-à-dire des médicaments. Qu'est-ce que le médicament? Comment faut-il l'étudier? Comment a-t-il été étudié? Que nous a révélé cette étude?

I

Qu'est-ce que le médicament ?

Une des meilleures définitions que nous connaissions est celle de Galien :

Medicamentum omne id dicimus quod naturam nostram alterare potest; sicut, puto, nutrimentum quidquid substantiam augere (1).

La définition donnée par Hahnemann semble calquée sur la précédente :

Quæ corpus mere nutriunt alimenta, quæ vero sanum hominis statum (vel parva quantitate ingesta) in ægrotum ideoque et ægrotum in sanum mutare valent medicamenta appellantur (2). En un mot, le médicament est un modificateur de l'être vivant. Ces deux définitions si concordantes ont pour résultat : premièrement, d'assimiler le médicament au poison, secondement de le différencier de l'aliment. Tout modificateur, par cela même qu'il modifie, est nécessairement nuisible au sujet sain, mais peut

---

(1) *De simplicium medicaminum facultatibus indagandis,* liv. I, p. 1.

(2) *De viribus medicamentorum positivis,* préf., p. 7.

modifier le malade dans un sens favorable. Tous les médicaments sont donc nécessairement des poisons et, du bouillon blanc à la strychnine, leur toxicité ne varie que du plus au moins. Mais tout poison est-il un médicament? Sans doute puisque les produits morbides eux-mêmes peuvent être transformés en agents salutaires.

Ainsi l'aliment entretient l'être vivant, le poison modifie l'homme sain, le médicament modifie le malade. Rien n'est plus clair et pourtant, dans la pratique, nous serions bien embarrassés de ranger un corps quelconque dans une de ces trois catégories. Le sel, par exemple, est sans contredit un aliment; mais c'est aussi un médicament puissant contre la scrofule et d'autres états pathologiques. Le phosphore, dont les fabricants d'allumettes connaissent bien la toxicité, fait partie intégrante de nos tissus normaux, il est donc indispensable, sous une forme ou sous une autre, à notre alimentation. Enfin, toutes les viandes contiennent des principes actifs, voire même des alcaloïdes; c'est pourquoi un animal nourri avec un seul et unique aliment meurt plus vite que s'il n'était pas nourri du tout. Il n'y a peut-être pas une substance au monde qui serve uniquement à la nutrition, c'est-à-dire à notre entretien; toutes contiennent, en petite quantité, des principes qui exercent sur notre être une certaine influence, ou bien elles demandent à être relevées par des condiments qui provoquent une certaine excitation. Il semblerait que cette excitation fût

nécessaire pour secouer l'indifférence de notre organisme et le mettre en demeure d'absorber les ingesta que, sans cela, il laisserait cheminer le long
du tube digestif sans se donner la peine de les absorber. En réalité il n'y a ni aliments, ni poisons,
ni médicaments, mais il y a une action nutritive,
une action toxique et une action médicatrice et la
plupart des corps de la nature sont susceptibles de
les exercer toutes les trois ; c'est une question de
mode d'introduction, de dose et d'opportunité.

II

Comment faut-il étudier le médicament ?

Avant Hahnemann, on ne l'a jamais étudié en
lui-même, séparément, en dehors de tout état pathologique. On ne l'a jamais essayé que sur le malade, méthode incertaine, laborieuse et stérile. Elle
est incertaine, car, de ce qu'une maladie a disparu
après l'ingestion d'un médicament, on ne peut pas
conclure que celui-ci est pour quelque chose dans
la guérison ; et même dans les cas où le fait est avéré,
on ne peut pas en conclure qu'il guérira toutes les
formes de la même maladie, moins encore les maladies analogues. Ainsi la belladone guérit la scarlatine lisse, mais elle est impuissante contre la scarlatine miliaire, et si vous croyez qu'elle guérira les
autres exanthèmes fébriles, comme la rougeole et
la variole, vous vous trompez fort. Cette méthode

est stérile, parce que si l'on n'a pas d'autre moyen pour découvrir les vertus curatives d'une drogue inconnue que de l'essayer dans toutes les maladies, on en a pour longtemps. Enfin la polypharmacie, pratiquée de tout temps par la totalité des médecins, rendait toute recherche inutile et la frappait à l'avance de nullité. Aussi la matière médicale n'a jamais reposé que sur la tradition et sur le hasard. A la fin du XVIIIᵉ siècle, on ne connaissait pas un seul médicament qui n'eût été employé de temps immémorial, et ni Cullen ni Murray ne savait un mot de plus qu'Hippocrate sur l'action de l'un quelconque d'entre eux. C'est cette pauvreté qui, dans le principe, a dégoûté Hahnemann de la médecine et lui a arraché ce cri de douloureuse surprise : *Instrumentorum artis suæ habere notitiam quam maxime perfectam primum artificis est officium; medici vero esse nemo, proh dolor, putat !* (1)

Seul il a déclaré qu'il faut rechercher les vertus médicinales chez l'individu à l'état de santé ; c'est ce qu'il appelait *l'expérimentation pure*. C'est en cela qu'il s'est montré vraiment novateur. Les esprits superficiels, ceux qui se laissent prendre aux apparences et se paient aisément de mots, ne voient dans l'homœopathie que les doses infinitésimales; quelques homœopathes n'y voient guère que la loi des semblables. Ils ont tort. La découverte des doses infinitésimales est bien postérieure à celle de la loi

----

(1) *De viribus medicamentorum positivis*, préf., p. 7.

des semblables et celle-ci n'est que la conséquence
de l'expérimentation pure sans laquelle elle ne pouvait même pas être soupçonnée. C'est donc cette
dernière qui constitue l'essence même de la méthode d'Hahnemann et qui en fait l'originalité.
Sans doute il a eu des précurseurs, dont lui-même
a eu soin de nous donner les noms. Dès le xvie siècle
Mathiole a donné de l'aconit à un condamné à mort;
mais qu'y a-t-il de commun entre cette violence
exercée sur un être sacrifié d'avance et les expériences minutieusement réglées du fondateur de
l'homœopathie? Conrad Gesner, Stœrck, Cullen,
Alexander, Coste et Willemet ont aussi étudié des
substances médicamenteuses sur eux-mêmes ou sur
leurs élèves. Mais ils ne se sont jamais doutés que
cela pût les conduire à la découverte d'une loi thérapeutique. Ils n'avaient d'autre but que de démontrer que la médecine peut se servir utilement des
poisons, d'arriver à mieux démêler les symptômes
des empoisonnements et à déterminer la limite des
doses dangereuses; aussi ces essais entrepris sans
suite, sans méthode et sans but ne leur ont pas ou-
vert les yeux. Haller, paraît-il, a dit explicitement
qu'il fallait avant tout essayer le médicament sur le
corps en santé, noter les changements du pouls, de
la température, des excrétions, etc., et passer ensuite à des expérimentations sur le malade. Mais sur
ce point encore nous devons nous en rapporter à
Hahnemann, car c'est lui qui a cité ce passage emprunté à un ouvrage introuvable, qui n'a jamais été

achevé et que lui seul paraît avoir connu (1). Malheureusement une faute d'impression rend la fin du texte barbare et inintelligible, et personne, à ma connaissance, n'a pu le rectifier. Il n'en reste pas moins acquis qu'Hahnemann est le premier qui ait à la fois recommandé et pratiqué systématiquement l'expérimentation physiologique et à ce titre il est le seul médecin au monde qui ait droit au titre de *créateur de la médecine expérimentale.*

Comment doit être pratiquée l'expérimentation pure ? Hahnemann en a soigneusement fixé les détails dans trois traités : *La Médecine de l'expérience* (1805), *L'Observateur en médecine* et *L'Organon*, où il consacre à ce sujet 25 paragraphes (122-146). Les règles posées par lui concernent la substance â l'essai, l'expérimentateur et les effets observés.

1° *La substance à l'essai* doit être chimiquement pure, fraîchement préparée et prise sous sa forme la plus simple et la plus stable afin qu'on soit sûr d'avoir chaque fois un produit identique. Au temps d'Hahnemann, la grande majorité des drogues étaient végétales ; aussi c'est celles-ci qu'il a le plus étudiées. Il recommande de les prendre le plus souvent en teinture alcoolique, quelquefois en infusion lorsqu'il s'agit de plantes peu actives, qu'on ne peut se procurer qu'à l'état sec. Nos pharmaciens ont si bien suivi ses préceptes que la supériorité des teintures homœopathiques est universellement re-

---

(1) *Pharmacopæa helvetica.*

connue et que beaucoup de médecins allopathes, lorsqu'ils prescrivent des médicaments sous cette forme, recommandent à leurs clients de se les procurer dans nos officines.

Naturellement il ne faut prendre en même temps aucune autre substance capable de troubler notre organisme. Hahnemann recommande un régime sobre, proscrit tous les végétaux (sauf les pois, les haricots verts et les carottes, qui, selon lui, ne contiennent aucun principe actif), le vin pur, le café, le thé et les liqueurs. En ce qui concerne le café il faut faire une restriction. Il y a des personnes tellement habituées à cette boisson, que sa suppression entraînerait des accidents plus ou moins pénibles, qu'on serait tenté d'attribuer faussement à la substance expérimentée. Pour la même raison Hahnemann n'a jamais interdit le tabac.

Il recommande de prendre une seule dose assez forte, puis de laisser épuiser son action avant de passer à une autre, de peur que celle-ci ne détruise ou ne dénature les effets de la première. Cette crainte pourrait paraître chimérique si sa justesse n'avait été constatée par les allopathes eux-mêmes. Burq, lorsqu'il a mis en vogue la métallothérapie, a montré qu'une seconde application de métal détruisait les effets de la précédente. Mais je n'attache pas grande importance à cette recommandation, car je trouve au contraire qu'il faut varier les doses et les conditions dans lesquelles on opère.

2° *Le sujet de l'expérimentation* doit être un

homme. Hahnemann rejette les essais sur les animaux pour trois raisons : d'abord c'est l'homme que nous voulons guérir, par conséquent c'est sur lui qu'il faut étudier les agents curatifs. Ensuite, l'organisation d'aucun animal n'étant exactement semblable à celle de l'homme, les médicaments n'agissent pas tout à fait de même sur les uns et les autres. Ainsi, d'après Hahnemann, la noix vomique est inoffensive pour le cochon, l'aconit pour le cheval et le chien. Enfin, l'animal étant privé de la parole, nous ne pouvons observer sur lui que les troubles fonctionnels et les lésions anatomiques; il ne peut nous renseigner sur les phénomènes subjectifs, si nombreux et si importants dans notre Ecole. Cependant Hahnemann ne rejette pas de parti pris les essais sur les animaux, car il enregistre fidèlement les résultats de l'autopsie d'un cheval empoisonné par l'arsenic et il fait à ce propos une réflexion fort sensée que je soumets à nos vétérinaires : « Si l'on expérimentait de même, mais avec plus « de ménagements, plusieurs médicaments sur les « animaux domestiques les plus utiles, on ob- « tiendrait une matière médicale pure à leur usage « et, en se conformant aux lois de la nature, comme « la médecine homœopathique, on les guérirait avec « autant de rapidité, de prudence et de certi- « tude (1). »

L'expérimentation sur les animaux peut être en-

---

(1) *Traité de matière médicale homœopathique*, traduit par Léon Simon et V. Léon Simon, t. I. p. 396.

core utile lorsqu'on veut la pousser plus loin qu'il ne serait permis de le faire chez l'homme, c'est-à-dire étudier l'action des doses toxiques ou celle de l'emploi continu et longtemps prolongé d'un poison. Dans tous les cas, il faut bien se garder de leur faire subir les mutilations dont les savants de laboratoire sont trop coutumiers ; il est évident, en effet, qu'un animal auquel on a sectionné un nerf ou la moelle n'est pas à l'état de santé.

Le sujet doit donc être un homme et un homme sain, c'est-à dire qu'au moment de l'expérience tout son corps doit fonctionner normalement et ne présenter aucun signe de maladie apparente ou cachée. Malheureusement, la santé absolue n'existe pas et les hommes diffèrent beaucoup les uns des autres. Aussi faut-il avoir soin de noter toujours le tempérament et les antécédents pathologiques de chaque expérimentateur. Il y a des mauvais sujets... en matière d'expérimentation, il faut les exclure. Ainsi Attomyr, un homœopathe de la première heure, a essayé sur lui-même 6 médicaments qui ont provoqué des accidents identiques : fièvre, érythème, etc. C'est qu'Attomyr avait eu antérieurement la fièvre paludéenne et que les médicaments, faisant l'office d'agents perturbateurs, lui donnaient un nouvel accès.

L'expérimentateur doit avoir l'esprit aussi sain que le corps ; il lui faut un jugement sûr pour ne pas s'exagérer les accidents survenus. Hahnemann redoutait beaucoup la suggestion et faisait tous ses

efforts pour l'éviter. « Il faut, disait-il, imposer si-
« lence à l'imagination, *s'abstenir des conjectures, évi-*
« *ter les interprétations, les spéculations.* L'obser-
« vateur n'est là que pour saisir les phénomènes,
« pour constater ce qui a lieu (1). »

Il faut aussi que le sujet soit loyal et de bonne
foi Un médecin consultant à l'une des principales
stations thermales de l'Auvergne, qui fait des visites assidues aux médecins homœopathes dans l'espoir que ceux-ci enverront beaucoup de clients à sa
station, a publié, il y a quelques années, un opuscule sur l'action des eaux arsénicales contre l'eczéma. Il y rend compte à sa façon des expériences
faites sur l'arsenic par le professeur Imbert-Gourbeyre, de Clermont-Ferrand, l'une des gloires de
l'homœopathie. Il prétend que le travail de celui-ci
n'a aucune valeur parce que ses élèves, autant pour
se moquer de lui que pour lui faire leur cour, lui
ont remis des listes d'accidents fantastiques et imaginaires. Si je connaissais un médecin qui, pendant
sa jeunesse, eût été capable de pareille gaminerie,
je ne voudrais pas lui confier ma santé. Mais je suis
convaincu que le fait rapporté par notre confrère
hydropathe est controuvé, car le professeur
Imbert-Gourbeyre, qui connaît à fond l'action de
l'arsenic, a bien assez de sagacité pour déjouer les
supercheries de ses élèves.

---

(1) L'observateur en médecine, *in* Etudes de médecine
homœopathique, t. I, p. 342.

3° *Les effets obtenus* doivent être soigneusement notés à mesure qu'ils apparaissent ; il ne faut négliger aucun symptôme. D'abord je dois vous dire qu'Hahnemann attribuait à ce mot un sens très étendu ; il désignait sous ce nom toute déviation élémentaire de l'état normal et ne connaissait pas de distinction entre le symptôme et la lésion. Ainsi le lipome est pour lui un symptôme ni plus ni moins qu'une démangeaison ; il considère même comme symptôme l'évacuation d'ascarides et il a raison, car cette évacuation est l'indice d'un état particulier de l'organisme qui se rencontre dans des maladies spontanées aussi bien que sous l'influence d'un médicament. De même l'éclosion subite de poux se montre assez souvent dans la convalescence de longues maladies, pendant la menstruation ou sous l'influence du mercure soluble.

Il faut donc noter tout avec soin et ne pas se contenter de rechercher si le médicament est purgatif ou astringent, tonique ou débilitant, diurétique, altérant, etc. La méthode d'Hahnemann repose tout entière sur la considération de la totalité des symptômes.

Il ne faut pas négliger le moindre phénomène et il faut l'exprimer en des termes précis, en évitant soigneusement toutes les expressions vagues ou trop générales, qui ne répondent à aucune réalité, comme mal de tête, fièvre, etc. En effet, qu'est-ce que la fièvre ? Un individu dont le corps est gelé et qui grelotte a la fièvre ; un autre dont la peau est brûlante

et sèche a également la fièvre ; un troisième qui
est baigné de sueur a encore la fièvre ; enfin celui
qui a une excitation portée jusqu'au délire et celui
qui est dans le coma ont toujours la fièvre. Il n'y a
qu'un symptôme fébrile constant, c'est l'élévation
de température révélée par le thermomètre. Il ne
faut donc pas que l'expérimentateur se contente de
dire qu'il a la fièvre ; il faut qu'il précise davantage
et qu'il énumère les manifestations fébriles qu'il a
éprouvées.

Il ne suffit pas de signaler chaque symptôme ; il
faut aussi noter l'heure de son apparition et l'influence que peuvent exercer sur lui les circonstances
extérieures. Ainsi, est-on dehors, il faudra rentrer;
est-on immobile, il faudra se remuer et varier ses
attitudes ; est-on à jeun, il faudra manger, etc.,
afin de vérifier si le symptôme augmente, diminue
ou se transforme pendant ces diverses actions ;
c'est-ce que nous appelons les conditions d'aggravation et d'amélioration.

Aux recommandations précédentes j'en ajoute une
autre, qui a déjà été faite par Mayhoffer dans un de
nos Congrès internationaux, c'est celle d'employer
dans nos expérimentations tous les moyens d'exploration les plus perfectionnés : auscultation, thermométrie, sphygmographie, laryngoscopie, ophtal-
moscopie, analyse de l'urine et des sécrétions, recherche des microbes, etc. ; la présence de tel ou
tel microbe chez le malade est un symptôme comme
les autres et je vous garantis que, lorsque vous vous

donnerez la peine de les rechercher, vous en verrez paraître sous l'influence de tel ou tel médicament. Aux Etats-Unis on a déjà fait des tentatives dans ce sens et l'Encyclopédie d'Allen contient des tracés sphygmographiques, des courbes de température et elle enregistre la glycosurie et l'albuminurie.

III

Comment le médicament a-t-il été étudié ?

Hahnemann a commencé par étudier les médicaments sur lui-même et sur son propre fils, Frédéric Hahnemann. Ensuite il a trouvé parmi ses élèves des collaborateurs dévoués et intelligents, dont les noms méritent de vous être cités, car la plupart ont joué un rôle considérable dans notre école ; les principaux sont :

FRANZ
GROSS
HARTMANN
HERRMANN
HORNBURG
LANGHAMMER
RUCKERT
STAPF
TEUTHORN
WISLICENUS

Le premier traité de matière médicale homœopathique qui ait été publié a paru en 1805 ; il est écrit

en latin et a pour titre *De Viribus medicamenlorum
positivis sive in sano corpore humano observatis.* Il
contient 27 médicaments. Ensuite Hahnemann a
publié, de 1811 à 1821, la 1ʳᵉ édition de son *Traité de
matière médicale pure*, contenant 61 médicaments ;
de 1822 à 1827, la 2ᵉ édition, qui en contient 63.
Enfin, dans son *Traité des maladies chroniques*, il a
publié les effets de 30 remèdes nouveaux (17 dans la
1ʳᵉ édition et 13 dans la 2ᵉ) ; or le dernier volume de
cette 2ᵉ édition a été achevé en 1839, alors que l'auteur était âgé de 84 ans. Vous voyez qu'il a bien
employé sa longue existence, puisqu'il l'a consacrée
à étudier tant sur lui-même que sur ses élèves une
centaine d'agents curatifs. Les deux derniers traités ont été traduits, peu après leur apparition, par
Jourdan, membre de l'Académie de médecine ; puis
mon père et moi avons traduit à nouveau toutes
les études de matière médicale d'Hahnemann (1).

Grâce à l'impulsion donnée par lui, les travaux de
ce genre se sont promptement multipliés dans tous
les pays et le nombre des substances expérimentées
méthodiquement sur l'homme sain, qui était de 27
en 1805, dépassait, il y a dix ans, le chiffre de 1200.
La France n'est pas restée étrangère à ce mouvement et nos compatriotes ont apporté leur contin-
gent à la Matière médicale. Alph. Noack a expérimenté le sulfate de quinine et Ant. Petroz nous a

---

(1) *Traité de matière médicale homœopathique,* 4 vol.
publiés de 1877 à 1891.

dotés de 8 médicaments nouveaux : l'*Aconitum lycoctonum* et le *Gadus morrhua* qui n'ont jamais été beaucoup utilisés ; l'*Actæa spicata*, utile dans les arthrites goutteuses des articulations du carpe ; l'*Allium sativum* très efficace contre la tuberculose pulmonaire chez les individus lymphatiques ayant conservé, malgré les lésions locales, les apparences d'une bonne santé ; c'est ce qu'on appelait autrefois la phtisie floride ; l'*Asterias rubens*, beaucoup vanté contre les ulcérations de mauvaise nature, même contre l'épithélioma ; le *Guaræa*, dont nous nous servons contre certaines affections des yeux ; le *Murex purpurea*, qui a une action élective sur les organes génitaux de la femme ; enfin le sulfate de cadmium (*Cadmium sulfuricum*), efficace contre la fièvre jaune, l'athrepsie et les suites fâcheuses des courants d'air ou de la suppression de la sueur.

Molin père, Imbert-Gourbeyre et le Dr Teste ont aussi pratiqué l'expérimentation pure. Vous trouverez un bon résumé de tous ces travaux dans la Matière médicale publiée en 1884 sous la direction du Dr Jousset.

Mais la Matière médicale la plus complète que nous possédions, et en même temps la plus considérable qui ait jamais été publiée, est l'Encyclopédie d'Allen (1), en 10 forts volumes. J'engage ceux

---

(1) *Encyclopedia of pure materia medica*, par le Dr Timothée Allen, professeur au Collège médical homœopathique de New-York.

d'entre vous qui connaissent la langue anglaise à
étudier soigneusement cette œuvre magistrale.

Les allopathes ont suivi le mouvement, mais ils
ont quelque peu dévié, car ils expérimentent de préférence sur les animaux. Cependant nous n'avons
aucune raison pour repousser les faits observés par
eux et nous en tirons parti le plus souvent que nous
pouvons; qui plus est, nous seuls sommes capables de
tirer de leurs recherches toutes les indications thérapeutiques qu'elle comportent. Le premier d'entre
eux qui ait marché sur les traces d'Hahnemann est
un de ses collègues à l'Université de Leipsick, le
professeur Jörg. Celui-ci a publié en 1825, les résultats de l'expérimentation de 13 médicaments, qui
avaient été aussi essayés par le fondateur de l'homœopathie et ses élèves. Il voulait évidemment
battre en brèche son collègue, mais il n'a réussi qu'à
confirmer la parfaite exactitude des observations
faites par notre École. Hahnemann a connu ses travaux et les a cités dans son traité des maladies
chroniques.

En 1842 la Société homœopathique de Vienne a
entrepris d'expérimenter de nouveau et d'une façon
plus complète les principanx médicaments hahnemanniens, comme l'aconit, la bryone, la coloquinte,
le sel marin, le soufre et le thuya; elle nous a aussi
dotés de trois agents nouveaux, le nitrate d'argent,
le bichromate de potasse et la cochenille (*Coccus cacti*).
Les expérimentateurs se sont acquittés de leur tâche
avec beaucoup de dévouement, car deux d'entre

eux, Reisinger et Schwarz ont été jusqu'à prendre en une fois, l'un 200 et l'autre 400 gouttes de teinture d'aconit ; vous m'accorderez que de pareilles doses sont dangereuses.

Les lauriers de la Société homœopathique de Vienne ont stimulé l'émulation de la société allopathique de la même ville, qui a commencé en 1848 des essais semblables. Enfin Scheller en 1846, puis Rademacher, Schroff et Martin, professeur à l'Université d'Iéna, qui a publié les effets du chlorate de potasse, ont rivalisé avec les homœopathes dans la constitution de la matière médicale basée sur l'expérimentation pure.

Maintenant que nous connaissons les travailleurs, examinons un peu leur travail.

La collection des symptômes observés sur un médicament est ce que nous appelons une *pathogénésie*. Celles d'Hahnemann sont des listes de symptômes isolés et classés dans l'ordre anatomique, c'est-à-dire suivant leur siège. Les symptômes généraux ou *incertae sedis*, les troubles psychiques, ceux du sommeil, les manifestations fébriles et cutanées, sont placés en tête ou rejetés à la fin. On a beaucoup critiqué ce mode d'exposition, qui a le défaut de détruire l'enchaînement des phénomènes et de rendre très aride la lecture de notre matière médicale. Hahnemann a remédié dans la mesure du possible à ces inconvénients, en notant après un grand nombre de symptômes l'heure de leur apparition, le sexe et quelquefois l'âge de l'expérimentateur, parfois aussi la dose employée. De plus un grand nombre de symptômes sont de véritables récits d'états pathologiques plus ou moins compliqués. En voici deux exemples :

Le premier est emprunté à la pathogénésie de la silice.

« *Silicea*. — Accès : Après une sensation de grand
« froid dans tout le côté gauche du corps, fréquents
« assoupissements et sursauts ; puis perte de con-
« naissance, parole inintelligible et faiblesse telle,
« qu'elle ne peut se retourner seule; ensuite violentes
« convulsions, avec fixité du regard, distorsion des
« yeux, convulsions des yeux, convulsions dans les
« lèvres, lallation, extension et torsion de la tête et
« des membres pendant un quart d'heure ; puis,
« cris effrayants, larmoiement, écume à la bouche ;
« enfin sueur chaude par tout le corps, respiration
« plus libre, assoupissement ; au bout de plusieurs
« heures, retour graduel de la connaissance et de
« la parole (au bout de quarante-six heures) (1). »

Le second est emprunté à la pathogénésie de l'hellébore (*Helleborus niger*). Hahnemann signale, entre autres symptômes, l'hébétude avec pesanteur de tête et il ajoute, dans une note, les réflexions suivantes, qui sont un véritable résumé de l'action de ce végétal.

« Je conclus de différentes observations qu'il faut

---

(1) *Traité de matière médicale homœopathique*, édit. Léon Simon, t. IV, p. 326.

« regarder comme le premier des principaux effets
« de l'hellébore noir, la stupeur, l'émoussement du
« *sensorium commune*, l'état dans lequel, avec
« bonne vue, on ne voit qu'incomplètement et on
« ne fait attention à rien ; où, avec une ouïe saine,
« on n'entend pas clairement ; où avec des organes
« gustatifs bien constitués, on ne trouve de goût à
« rien ; où l'on est toujours ou souvent sans penser ;
« où l'on se souvient peu ou point du passé, même
« de ce qui vient d'arriver ; où rien ne réjouit ; où
« l'on ne fait que sommeiller légèrement ; où l'on
« ne peut goûter un sommeil véritable et rafraî-
« chissant ; enfin où l'on veut travailler sans avoir
« l'attention ou les forces nécessaires pour le
« faire (1). »

Hahnemann paraît avoir adopté ce mode d'exposition pour deux raisons : d'abord parce qu'il avait,
comme un grand nombre de ses compatriotes, l'esprit analytique très développé ; ensuite parce qu'il
voulait donner à son œuvre la forme la plus facile
à utiliser dans la pratique journalière. Or, lorsqu'on
explore un pays dont on ne connaît pas la langue,
on ne porte pas avec soi le recueil de ses écrivains,
mais on a dans sa poche un bon dictionnaire, afin de
trouver en un instant les mots dont on a besoin. En
adoptant la forme qui écarte le mieux les redites et
facilite les recherches, Hahnemann a atteint son but.

Quand on veut exposer la matière médicale, on

---

(1) *L. C.* t. II, p. 571, note.

se trouve en présence de deux exigences inconciliables : d'une part, faire connaître les effets des médicaments d'après leur succession, leur enchaînement, leur importance relative, mettre en relief les traits qui donnent à chaque substance une physionomie particulière et la différencient des autres ; d'autre part, donner au lecteur la facilité de trouver rapidement et sans effort chaque symptôme. Il n'est pas possible de faire un livre qui satisfasse à la fois à ces deux exigences ; Hahnemann a opté pour la seconde, qui lui semblait la plus urgente. C'était son droit.

Il faut avouer cependant qu'on ne peut pas connaître une science en apprenant par cœur des tables de matières. Les contemporains mêmes d'Hahnemann l'ont senti et ont composé des monographies qui présentaient les médicaments sous une forme plus avantageuse. Le Dr Hale, de Chicago, a adopté une forme mixte, c'est-à-dire qu'il a donné des listes de symptômes dans l'ordre hahnemannien, et qu'il a intercalé dans ces listes les récits des expérimentateurs eux-mêmes (1). Enfin un comité anglo-américain ayant à sa tête les Drs Dake et R. Hughes a accompli dans un temps relativement court un travail de bénédictin ; il a réuni en deux forts volumes toutes les relations connues d'expérimentations physiologiques et il est en train de dresser un

____

(1) *Homœopathic materia medica of the new remedies.* Cet ouvrage a déjà eu 5 éditions, la 1re date de 1866.

répertoire symptomatologique qui permettra de les utiliser (1).

On a fait encore d'autres reproches à la matière médicale d'Hahnemann et quelques-uns sont fondés. Mais lui-même n'a pas prétendu avoir accompli une œuvre parfaite. Nous ne croyons certes pas qu'il ne s'y soit glissé aucune erreur. Un critique, qu'on n'accusera pas d'être trop facile à contenter, a prétendu en avoir compté quinze mille. Quand même ce chiffre serait exact, il serait encore assez faible relativement au nombre énorme de symptômes accumulés dans les cent pathogénésies hahnemanniennes. Telles qu'elles sont, ces pathogénésies sont des modèles qui ont pu être égalés, mais jamais surpassés. Tous les jours nous en vérifions cliniquement l'immense valeur et les heureux résultats que nous constatons journellement chez nos malades confirment avec une évidence irréfutable la rigoureuse exactitude des faits avancés par notre maître.

IV

Quelles notions nous a fournies l'expérimentation pure ?

Un médicament ne produit pas tous ses effets chez le même sujet. Sur l'un il produira un certain nombre de phénomènes, sur l'autre il en fera naître

---

(1) *Cyclopædia of drug pathogenesy.*

de différents. La chose était facile à prévoir puisqu'il en est de même des maladies, dont les formes varient beaucoup suivant les sujets. Tessier père a remarqué que les effets obtenus sont en rapport avec le tempérament de l'individu. Ainsi les manifestations cutanées du médicament se montreront de préférence chez un dartreux ; chez un arthritique on verra des manifestations articulaires, chez un sanguin des troubles circulatoires, chez un nerveux des douleurs névralgiques.

Hahnemann a observé qu'un même médicament exerce deux actions consécutives et opposées, qu'il nomme action primitive et action secondaire, attribuant celle-ci à la réaction de l'organisme. Ainsi, sous l'influence de l'acide phosphorique, l'esprit devient paresseux et lourd ; puis, au bout de vingt-quatre heures, il devient vif et dispos. Le piment rend d'abord l'esprit morose, anxieux, prompt à s'effrayer ; puis, au bout de quelques heures, on devient tranquille, satisfait et même d'une gaieté exagérée. Souvent ces symptômes opposés apparaissent alternativement plusieurs fois. Les doses influent sur la succession de ces effets opposés ; ainsi les fortes doses suppriment l'action primitive et produisent d'emblée l'action secondaire.

Les doses dangereuses et toxiques produisent des effets éliminateurs, qui sont ceux que je considère comme les véritables efforts de réaction de l'organisme. Comme ils ont pour but d'en débarrasser le sujet, ils portent sur les émonctoires et consistent en vomissement, diarrhée, diaphorèse, flux d'urine, salivation. Ces accidents, communs à toutes les substances très actives, masquent leurs effets propres.

L'état moléculaire des corps modifie beaucoup leur activité ; c'est ainsi que des substances inertes ou peu actives à l'état naturel, comme le sel, le lycopode, le carbonate de chaux, deviennent des médicaments puissants lorsqu'on les dilue ou les triture. Les doses isolées ont aussi une action très différente de celle que produit un usage continu et longtemps prolongé. Ce fait avait déjà été remarqué par Hunter.

Enfin, les effets des médicaments se succèdent toujours dans l'ordre suivant : troubles sensitifs, troubles fonctionnels, lésions anatomiques ; c'est ce que les premiers homœopathes, entre autres mon aïeul, appelaient les lésions de sensation, de fonction et de texture.

Les troubles sensitifs et fonctionnels sont de beaucoup les plus nombreux dans notre matière médicale, et il ne pouvait en être autrement, car il n'est pas permis de pousser les essais, chez l'homme, jusqu'à la formation de lésions anatomiques, à moins que celles-ci ne soient très bénignes.

La composition chimique du médicament, son espèce zoologique ou botanique ne peut rien nous faire préjuger sur son action pathogénétique. Ainsi le platine, la pulsatile (*anemone pulsatilla*), le *caulophyllum thalictroides*, l'encre de seiche (*sepia*), ont une affinité particulière pour le sexe féminin, cependant ils appartiennent aux trois règnes de la nature. Voici pourtant une particularité intéressante que je vous signale : tous les produits animaux, comme l'abeille, la cantharide, les venins de serpent, les tissus normaux (corps thyroïde) ou pathologiques (tuberculine), produisent l'érythème, l'urticaire et l'albuminurie. La glycosurie, au contraire, est produite par les corps les plus divers, comme le nitrate d'urane, l'*helonias dioica*, etc.

Il y a aussi des relations de toutes sortes entre les phénomènes médicamenteux : les actions réflexes sont nombreuses, on observe les diverses formes d'aphasie, de cécité verbale, etc. En résumé, les symptômes ont entre eux des rapports de coïncidence, d'exclusion, de succession, de causalité. Malheureusement ces relations nous sont encore très peu connues ; Hering, de Philadelphie, les a un peu étudiées et le Dr Dahlke, de Berlin, a signalé de nombreuses coïncidences de symptômes. Plus nous étudierons attentivement la matière médicale et plus nous découvrirons de corrélations entre les effets des médicaments.

Ni Hahnemann ni ses élèves n'ont tenté de classer les médicaments et l'homœopathie attend encore son de Jussieu. Dans toutes nos matières médicales ceux-ci sont rangés par ordre alphabétique ; c'est le seul pratique, le seul qui facilite les recherches et qui ne nous expose pas à des groupements erronés. Cependant le Dr Teste a fait un

essai de classification reposant sur une base sé-
rieuse, la comparaison des caractères pathogénétiques, et il a divisé nos remèdes en 20 classes, dont
chacune a pour type un médicament. C'est ainsi que
nous avons les groupes *Mercure, Sulfur, Arsenic,
Pulsatilla, Ipeca, Lycopode, Aconit, Belladone*, etc.
Son premier groupe, le groupe *Arnica*, est extrêmement naturel ; il se compose de six substances, dont
les quatre premières ont entre elles les plus grandes
analogies : *Arnica, Ledum, Rhus toxicodendron,
Croton tiglium, Spigelia, Ferrum magnelicum* (ses-
quioxyde de fer).

L'œuvre du Dr Teste mérite d'être continuée, à la
condition qu'on s'appuie sur les mêmes principes,
c'est-à-dire sur ceux qui ont guidé de Jussieu en
botanique : considération de l'ensemble des caractères et subordination de ces caractères. Jusqu'à
présent nous ne connaissons que deux groupes de
médicaments : les *polychrestes*, c'est-à-dire ceux
qui ont une action très étendue et qui répondent à
un nombre considérable d'indications, comme l'aconit, la noix vomique, le soufre ; les *demi-poly-
chrestes*, dont l'action est moins étendue et dont les
indications sont moins variées, comme le semen-
contra (*Cina*) et l'euphraise (*Euphrasia*). C'est in-
suffisant comme quantité et comme qualité.

Il est inutile de pousser plus loin cette étude, car
cela nous obligerait à passer en revue la matière
médicale tout entière. Je crois vous en avoir dit
assez pour vous démontrer préremptoirement que

personne avant Hahnemann n'a étudié sérieusement l'action physiologique des médicaments ; pour dissiper les injustes préjugés qui pourraient vous éloigner de notre matière médicale ; enfin pour vous donner le désir de l'enrichir par des essais pratiqués sur vous-mêmes si votre santé vous le permet, ce que je souhaite de tout mon cœur.

IIᵉ LEÇON

LOI DES SEMBLABLES

Messieurs,

Hahnemann n'a essayé les médicaments sur l'homme sain que dans l'espoir de découvrir une loi d'indication basée sur la comparaison de leur action physiologique avec leur action thérapeutique. Il n'a pas été trompé dans son attente.

I

Il ne peut y avoir entre ces deux actions que trois rapports : de contrariété, de similitude ou de diversité ; c'est-à-dire que les effets du médicament sur l'homme sain peuvent être soit contraires, soit semblables à ceux de la maladie qu'il guérit, soit seulement différents.

On pouvait de prime abord éliminer la première hypothèse, car la plupart des phénomènes morbides, d'origine médicamenteuse ou autre, n'ont ni ne peuvent avoir de contraires.

En effet, qu'est-ce que deux choses contraires ? Castelli dit avec raison que, dans le sens le plus strict, ce sont deux choses également distantes de part et d'autre d'un terme moyen ; *in stricta significatione contraria dicuntur quæ utrinque a medio æqualiter distant* (1). Il s'ensuit que l'absence d'une chose n'est pas le contraire de sa présence, la maladie n'est pas le contraire de la santé ; une maladie ne peut avoir pour contraire qu'une autre maladie douée de caractères opposés.

Je vous ai dit, dans notre dernier entretien, qu'il y a trois espèces de symptômes : altérations de sensibilité, de fonctions, de texture. Or chacune de ces trois espèces peut pécher par excès, par défaut ou par perversion. Dans l'ordre sensitif vous observez l'hyperesthésie, l'anesthésie ou des sensations anormales, comme les altérations du goût (goût sucré ou salé dans la bouche) ; dans l'ordre fonctionnel la polyurie, l'anurie, la glycosurie ; dans l'ordre anatomique, l'hypertrophie comme dans le goitre, l'atrophie comme dans la cirrhose et la dégénérescence comme dans la tuberculose et le cancer ; dans l'ordre psychique, l'excitation, la prostration et les hallucinations, le coma, l'insomnie et les rêves.

Frédault père a dit avec raison que les troubles par excès et par défaut sont seuls susceptibles de contraires, non les perversions. Mais si, au lieu d'envisager les symptômes isolément, vous les prenez en bloc ; si vous considérez des syndromes, il n'y en a pas un seul auquel vous puissiez imaginer un syndrome opposé.

____

(1) Lexicon medicum græco-latinum, p. 214.

Par conséquent, lorsqu'on veut traiter les maladies par les contraires, on est obligé de laisser de côté les perversions et de donner autant de médicaments qu'on a de symptômes à contrarier. L'idéal de cette pratique est celle dont Antoine Petroz fut témoin la première fois qu'il fut admis à assister à une visite d'hôpital :

« Les trois premières malades furent vues très « rapidement, comme des malades déjà connues. La « quatrième était une nouvelle arrivée. — Ah ! ma « sœur, voilà une malade nouvelle, dit le médecin , « qu'a-t-elle ? — Monsieur, cette malade tousse « beaucoup. — Potion béchique. — La toux lui « cause de violentes douleurs de tête. — Potion « céphalique. — Elle se plaint d'avoir des douleurs « d'estomac. — Potion stomachique. — Elles lui « donnent la diarrhée. — Potion antidiarrhéi- « que (1) ».

Le héros de cette anecdote n'est pas un contemporain de Paracelse ni de Diaphoirus, c'est un médecin des hôpitaux de Lyon en l'an de grâce 1799.

Si cette manière de faire ne vous satisfait pas et que vous préfériez prendre la maladie dans son ensemble, il faut, d'après ses manifestations les plus saillantes, vous en faire une idée générale et opposer à cette idée un médicament dont vous vous serez fait, par le même procédé, une idée opposée. Ainsi vous com-

---

(1) Etudes de thérapeutique et de matière médicale. Introduction, p. 3.

battrez une névrose par un nervin, une inflamma-
mation par un antiphlogistique, une tumeur gan-
glionnaire par un altérant. Voici ce qu'il faut penser
de cette ligne de conduite : « Une telle méthode a
« beau invoquer l'usage en sa faveur, être même la
« seule qu'on suive depuis des milliers d'années, il
« n'en est pas moins contraire à la raison et aux
« intérêts du genre humain de prendre pour des
« vérités les vagues hypothèses qu'on se forge sur
« la nature intime des maladies et d'opposer à celles-
« ci les vertus non moins imaginaires attribuées
« aux médicaments (1) ».

Sydenham pense exactement comme Hahnemann,
car il dit : « Toutes ces hypothèses, qui sont les pro-
« duits de l'imagination et ne reposent pas sur l'ob-
« servation, seront renversées et détruites par le
« temps, tandis que les jugements de la nature ne
« périront qu'avec la nature elle-même. »

La troisième hypothèse, celle de la diversité des
phénomènes morbides et médicamenteux, est soute-
nable et c'est à elle que se sont ralliés ceux qui
n'ont pas voulu reconnaître la loi des semblables.
Le professeur Debove, dans une thèse soutenue en
1875 sur ce sujet : *L'Action physiologique des médicaments peut-elle devenir la règle de leur emploi thérapeutique?*, posa la conclusion suivante :

« Dans l'état actuel de la science, l'action physio-

______

(1) *Esprit de la doctrine homœopathique, in* Etudes de
médecine homœopathique, t. 1, p. 257.

« logique des médicaments ne peut pas devenir la
« règle de leur emploi thérapeutique. Les progrès
« réalisés tous les jours dans les différentes branches
« de la physiologie nous permettent d'espérer qu'un
« moment viendra où l'empirisme, aujourd'hui néces-
« saire, fera place à une thérapeutique rationnelle
« fondée sur la physiologie. »

Naturellement M. Debove, étant alors candidat
au grade de professeur agrégé, ne pouvait soutenir
la loi des semblables ; il a fait preuve d'une louable
bonne foi en disant ouvertement que les indications
thérapeutiques ne sont pas régies par celle des contraires. Mais, s'il a raison, nous sommes encore
réduits à l'empirisme, ainsi qu'il le reconnait lui-
même ; les médicaments guérissent par voie de spécificité et nous ignorons les points de repère de cette
spécificité.

Il reste encore une hypothèse à examiner, celle
de la similitude, qui paraît si paradoxale. Nous
n'invoquerons en sa faveur que le témoignage des
faits, qui a bien sa valeur. Ce témoignage Hahnemann va nous le donner. En 1790, il publia une traduction de la matière médicale de Cullen et, au
chapitre du quinquina on lit la note suivante, qui
est du traducteur.

« Prenons en considération ce qui suit : des sub-
« stances comme le café fort, le poivre, l'arnica, la
« fève de Saint-Ignace et l'arsenic, qui donnent une
« espèce de fièvre, font cesser la périodicité des
« fièvres intermittentes. J'ai fait l'expérience sui-

« vante : je pris 2 fois par jour, pendant plusieurs
« jours, 4 drachmes d'écorce de quinquina de bonne
« qualité. Mes pieds et le bout de mes doigts devin-
« rent d'abord froids, je me sentis épuisé avec
« envie de dormir ; puis je commençai à avoir des
« palpitations de cœur, mon pouls devint dur et
« accéléré ; j'avais une anxiété intolérable, du
« tremblement (sans froid) et de la prostration dans
« tous les membres ; alors survinrent des battements
« dans la tête, de la turgescence des joues, de la
« soif, bref tous les symptômes ordinaires de la
« fièvre intermittente apparurent l'un après l'autre
« mais sans froid fébrile concomitant. En un mot
« j'éprouvai même les symptômes caractéristiques
« de la fièvre intermittente : sens émoussés, sorte
« de raideur de toutes les articulations et en parti-
« culier cette sensation d'engourdissement désa-
« gréable qui semblait localisée dans le périoste de
« tous les os. L'accès dura chaque fois de deux à
« trois heures et reparut lorsque je reprenais une
« nouvelle dose, sinon non. Après avoir cessé de
« prendre la drogue, je redevins bientôt tout à fait
« bien portant. »

Cette note très suggestive démontre qu'Hahnemann avait déjà étudié l'action physiologique
d'autres médicaments que le quinquina et que chez
tous il avait constaté plus ou moins nettement la
similitude de cette action avec leur action thérapeutique. Il était déjà en possession de la loi qui l'a
immortalisé, mais il ne la trouvait pas encore assez

solidement établie pour oser la professer *urbi et orbi*.
Ce n'est qu'en 1796 qu'il la formula dans un mémoire
intitulé : *Essai sur un nouveau principe pour découvrir les vertus curatives des substances médicinales*.
Encore le fait-il timidement, car il n'applique ce
principe qu'aux maladies chroniques, laissant de
côté « les médicaments des maladies aiguës, qui
« écartent la cause fondamentale, et ceux qui exer-
« cent une influence temporaire ; dans quelque cas
« ces derniers portent le nom de palliatifs (1) ». Sa
formule est encore un peu vague :

« Pour guérir radicalement certaines affections
« chroniques, on doit chercher des remèdes qui pro-
« voquent ordinairement dans l'organisme humain
« une maladie analogue et le plus analogue qu'il est
« possible (2). » Mais à mesure que des faits de
plus en plus nombreux confirment la justesse de
son principe, il le généralise et devient plus hardi.
Ainsi, dans l'*Observateur en médecine*, il affirme
avec plus d'énergie :

« Ce n'est pas une seule expérience, ce sont
« toutes les expériences faites avec soin qui dé-
« montrent à quiconque veut se convaincre, que,
« parmi les médicaments dont on a éprouvé les
« effets purs, les seuls aptes à guérir un cas donné
« de maladie avec promptitude, avec facilité et

---

(1) Etudes de médecine homœopathique, t. II, p. 36,
note 1.

(2) *L. C.*, t. II, p. 40.

« d'une manière durable sont ceux qui ont la fa-
« culté de produire par eux-mèmes des états mala-
« difs semblables chez l'homme bien portant, et que
« ceux-là ne manquent jamais de la guérir (1). »

Enfin nous lisons dans l'*Organon* (§ 27) sa formule définitive, qui est bien plus claire et plus
explicite.

« ..... La maladie ne peut être anéantie et
« guérie d'une manière certaine, radicale
« rapide et durable, qu'au moyen d'un médicament
« capable de provoquer chez un homme sain l'en-
« semble de symptômes le plus semblable à la tota-
« lité des siens, et doué en même temps d'une éner-
« gie supérieure à celle qu'il possède. »

II

Pour bien saisir la portée de la loi que je viens
de vous exposer et pour bien l'appliquer, il faut en
peser tous les termes. Vous savez ce que nous en-
tendons par symptôme. vous savez qu'il faut prendre
en considération tous ceux que produit le médicament ; voyons maintenant ce que c'est que guérir
et comment Hahnemann entend la maladie.

Qu'est-ce que guérir ? Quand vous purgez une personne constipée, quand vous apaisez une névralgie
par une injection de morphine, quand vous procu-
rez une nuit de sommeil à l'aide du chloral, guéris-

(1) *L. C.*, t. I, p. 361.

sez-vous? Nullement, car vous ne vous attaquez qu'à un symptôme et n'agissez pas sur le fond même de la maladie et, lorsque l'action du médicament est épuisée, le malade se trouve dans le même état qu'auparavant, sinon dans un état pire. C'est de la palliation et non de la guérison. Lorsqu'on traitait certaines affections viscérales à l'aide des cautères, on ne guérissait rien du tout ; on remplaçait un mal pénible et dangereux par un autre qui n'était que répugnant. Voici encore un exemple de fausse guérison : une femme, atteinte jusqu'à quarante ans d'un psoriasis presque généralisé, parvient à s'en débarrasser. Quelques mois après sa santé s'altère, elle maigrit et il survient des hémorrhagies intestinales qui menacent de l'emporter; on croit d'abord à une fièvre typhoïde, puis la malade devient cachectique et en palpant l'abdomen on sent des tumeurs profondes. Enfin au bout de dix-huit mois tous ces accidents s'apaisent, peu à peu les tumeurs disparaissent, l'embonpoint revient et aussi le psoriasis. Eh bien ! cette femme n'avait jamais été guérie; l'affection générale dont le psoriasis était une manifestation avait quitté la peau pour se porter sur la muqueuse intestinale, d'où elle avait engorgé les ganglions mésentériques, puis elle s'était reportée à la peau.

Voici maintenant un exemple de guérison réelle : un homme a un abcès de l'amygdale ; on le lui incise, il se tarit et se ferme. Tout n'est pas fini ; car une fois au moins par an cet homme a une nouvelle esquinancie. A la douzième ou quinzième récidive, il s'adresse à un médecin homœopathe, qui lui donne la belladone, suivie du mercure soluble, du foie de soufre, de la silice, du carbonate de baryte; l'abcès se résorbe le plus souvent ou bien s'ouvre spontanément et jamais plus le malade n'a d'esquinancies.

Qu'est-ce donc que guérir ? Hahnemann, en répondant que c'est rendre la santé aux personnes malades, en a donné la seule définition possible, car la santé ou l'état normal est une chose que tout le monde connaît, par conséquent facile à contrôler ; seulement, il ne faut pas se contenter d'une demi-santé, le retour à l'état normal doit être complet, c'est-à-dire porter sur la totalité des fonctions; il doit aussi être définitif.

Comment Hahnemann entend-il la maladie ? Voici d'abord la première phrase d'un mémoire publié en 1813 et intitulé *Esprit de la doctrine homœopathique* :

« On ne peut connaître l'essence des maladies et
« les changements cachés qu'elles produisent dans
« le corps ; il y a donc de l'absurdité à prétendre
« fonder le traitement sur les conjectures qu'on
« établit sur ce sujet.... Il faut que ce qui a besoin
« d'être enlevé dans chaque maladie pour la con-
« vertir en santé soit clairement reconnaissable à
« nos sens (1). »

---

(1) *L. C.*, t. I, p. 257.

En rapprochant cette phrase du passage suivant de la *Médecine de l'expérience*, on arrive à dégager nettement la pensée d'Hahnemann sur la façon dont le médecin doit envisager la maladie :

« L'essence intime de chaque maladie. de chaque
« cas morbide isolé, *en tant que nous avons besoin*
« *de la connaître pour guérir*, s'exprime par les
« symptômes, dont le véritable observateur étudie
« l'ensemble, l'intensité individuelle, les connexions
« et la succession.

« Pour arriver à la guérison, il faut avoir un
« portrait fidèle de la maladie comprenant la totali-
« té de ses symptômes. A cela on doit joindre, quand la
« chose est possible, la connaissance des causes afin
« de pouvoir, après la guérison obtenue à l'aide des
« médicaments, extirper cette cause elle-même par
« une correction apportée au régime et prévenir
« ainsi une récidive (1). »

Il ne veut pas dire qu'il n'y ait rien d'autre dans la maladie que ses symptômes. Au contraire, il n'y a pas d'effet sans cause et, les symptômes étant des effets, il y a une cause qui les produit. Il dit en propres termes que ceux-ci sont *l'expression* d'un vice qui nous échappe, et ce vice a les meilleures raisons pour nous échapper, car il n'a pas d'existence propre ; c'est un être abstrait, qui n'existe pas en dehors de l'organisme.

On a souvent reproché à Hahnemann d'avoir

---

(1) *L. C.*, t. I, p. 296.

choisi arbitrairement comme termes du rapport entre la maladie et le médicament celui de leurs effets, et des homœopathes mêmes se sont faits les échos de cette accusation (1).

Je me demande quel autre rapport il aurait pu trouver entre deux êtres dont l'un n'existe pas. Je me demande surtout ce qu'il aurait pu trouver de plus positif et de plus facile à saisir. Notez bien qu'en recommandant de tenir compte de l'ensemble, de la *connexion* et de la *succession* des effets, il choisit ce qui est le plus propre à nous donner une image fidèle du mal et de son remède. Du reste Hahnemann n'est pas le seul à trouver que cette méthode a du bon ; Renouard, auteur d'une histoire de la médecine, est du même avis, car voici ce qu'il dit au sujet de Barthez :

« Comment se fait-il que Barthez, ayant décou-
« vert une méthode curative fondée sur l'analyse
« ou la décomposition d'une maladie en affections
« élémentaires, n'en ait pas soupçonné une autre
« fondée sur la synthèse, c'est-à-dire sur la considé-
« ration de l'ensemble des phénomènes morbides ? »

Cette méthode existe et c'est à Hahnemann que nous en sommes redevables.

Il est donc bien entendu que la loi des semblables s'applique exclusivement aux symptômes de la maladie et à ceux du médicament ; elle n'est autre

---

(1) Frédault, *Des Rapports de l'homœopathie avec le passé de la thérapeutique*, p. 31.

chose que l'expression d'un rapport entre deux ordres de phénomènes, et ce rapport n'est pas un rapport de cause à effet, c'est un rapport de connexion. Elle ne doit pas être comprise autrement. Cela suffit pour en faire le plus précieux guide de sélection des remèdes connus et de découverte des vertus médicinales des drogues inconnues. Maintenant que nous en avons minutieusement fixé le sens et la portée, je vous propose de l'exprimer en ces termes, qui me paraissent ne donner prise à aucune difficulté d'interprétation : *Le plus prompt et le plus sûr moyen de guérir consiste à donner un médicament capable de faire naître chez l'homme sain un ensemble de phénomènes anormaux semblable à l'ensemble de ceux que l'on constate chez le malade.*

Pour plus de concision Hahnemann a résumé sa loi dans ces trois mots latins : *Similia similibus curantur*, qui contredisent l'aphorisme galénique, *contraria contrariis*. Nos confrères anglais soutiennent que la rédaction primitive est *Similia similibus curentur* et que c'est par une erreur indépendante de la volonté de l'auteur que l'indicatif a été substitué au subjonctif. Entre nous, la chose n'a pas une grande importance, car cette phrase ne signifie rien du tout par elle-même et n'a de sens que par les substantifs sous-entendus. Elle n'a d'autre valeur que celle d'un cri de ralliement. Je ne m'y arrêterais donc pas si quelques médecins n'avaient voulu tirer de la version anglaise la conclusion qu'Hahnemann n'a jamais eu d'autre prétention que celle de donner un précepte pratique et s'ils n'avaient voulu réduire l'homœopathie au rôle de simple méthode thérapeutique.

C'est fort bien de donner un précepte, mais il faut le justifier sous peine d'être arbitraire et tyrannique. Qu'est-ce, je vous le demande, qu'une méthode scientifique qui ne part pas d'un principe et qui n'aboutit pas à une loi ? La méthode hahnemannienne consiste exclusivement dans la recherche des vertus médicinales chez l'homme en santé ; l'administration des remèdes homœopathiques n'est pas une méthode, c'est l'application d'une loi démontrée. C'est cette loi que la méthode a fait découvrir et qui la justifie. La formule *similia similibus curentur* n'est donc pas l'expression succincte de la loi des semblables ; si elle exprime un précepte, elle est incomplète ; car un précepte doit porter en soi sa justification ; il faut dire alors *similia similibus curentur quia similia similibus curantur* ou, comme je l'ai proposé : *similia similibus curentur quia similia similibus mederi solent.*

III

Pourquoi, me direz-vous, la loi des semblables n'a-t-elle pas été découverte plutôt ? Mais pour une bonne raison, c'est qu'elle ne pouvait l'être avant que le problème de la guérison eût été posé dans les termes mêmes où Hahnemann l'a posé. Il n'en est pas moins facile de prouver qu'elle est éternelle et

éternellement vraie : 1° parce que tous les médecins qui ont eu l'ocasion de comparer l'action physiologique d'un médicament avec son action thérapeutique ont constaté à leur grand étonnement que
ces actions étaient semblables; 2° parce qu'elle a
été appliquée inconsciemment dans tous les temps ;
3° parce que tous les médicaments nouveaux que les
progrès de la chimie nous ont fait découvrir agissent conformément à cette loi.

1° Hippocrate a observé que « ce qui produit la
« strangurie qui n'est pas enlève la strangurie qui
« est ; la toux, comme la strangurie, est causée et
« enlevée par les mêmes choses ». Il dit, dans un
autre passage : *vomitus vomitu curatur* ; enfin il
guérit le choléra à l'aide de l'hellébore blanc (*vera-
trum album*), sachant bien que ce médicament produit sur l'homme sain des accidents cholériformes.

Galien, dont la loi *contraria contrariis curantur* a
été fort mal comprise et ne peut être mise en parallèle avec la loi *similia similibus* parce que ces qua-
lificatifs ne se rapportent pas à des termes qu'on
puisse comparer l'un à l'autre, a cité des faits de
guérison homœopathique, précédée d'aggravation.
Voici un passage qui ne permet aucun doute à cet
égard : *Nonnunquam vero mordicationes ex accidente
quod salsuginosum est sanaverit, velut et melicratum,
salsugo, serum lactis. Educunt enim hæc nonnunquam succum mordicationem facientem ac mordacita-
tis redduntur medela, perinde ut cætera omnia quae
abluunt et abstergunt. Sed non statim ubi immisa*

sunt hoc genus medicamenta morsum sanant, quin potius tunc etiam exasperant (1). Naturellement, comme il est dogmatiste et qu'il a horreur des empiriques, il ne peut se contenter de constater le fait purement et simplement ; il faut qu'il se mette l'esprit à la torture pour en trouver une explication ingénieuse, mais cela n'empêche pas qu'il a vu des coliques guéries par des médicaments qui donnent la colique. Il a cité plusieurs faits analogues, mais ils ne sont pas aussi nets, c'est pourquoi je les passe sous silence. Ce qui est certain, c'est que Galien n'a pas méconnu la loi des semblables ; du reste celle-ci n'exclut pas la loi des contraires telle qu'il la comprenait, car dans celle-ci il n'avait en vue que la cause présumée des maladies, tandis que la première ne s'applique qu'à leurs manifestations.

Sennert rapporte qu'une épidémie de suette qui a sévi en 1485 n'a cessé d'être meurtrière que lorsqu'on a donné des sudorifiques.

En 1665, Diemerbrock, épuisé par le surcroît de fatigue que lui avait imposé une épidémie, souffre de vertiges avec nausées et anxiété. Il se guérit par l'usage de la pipe.

En 1710, Bouldouc constate que la rhubarbe a arrêté certaines diarrhées.

En 1716 Detharding a vu que l'infusion de follicules de séné, qui donne des coliques aux per-

---

(1) *De simplicium medicaminum facultatibus indagandis*, liv. II, p. 12.

sonnes bien portantes, les gué rit chez l'adulte.

En 1786 Carrère guérit avec la douce-amère les maladies causées par le refroidissement ; cependant il a remarqué que, par les temps froids et humides, cette plante cause des incommodités semblables à celles qui résultent d'un refroidissement.

Enfin Stahl, mort 20 ans avant la naissance d'Hahnemann, guérit la disposition aux aigreurs par de faibles doses d'acide sulfurique et de plus il rejette la loi des contraires. « La règle admise en « médecine, dit-il, de traiter les maladies par des « remèdes contraires ou opposés aux effets qu'elles « produisent est complètement fausse et absurde. Je « suis persuadé, au contraire, que les maladies cè- « dent aux agents qui déterminent une affection « semblable. »

Voilà pour les médecins antérieurs à la découverte de l'homœopathie. Postérieurement à cette époque nous rencontrons encore des médecins ignorant la doctrine d'Hahnemann et qui constatent cependant des faits homœopathiques. Ainsi Osthoff, en 1805, soigne un malade atteint d'une fièvre épidémique avec état comateux. Après avoir épuisé vainement tous les moyens classiques, il donne l'opium en désespoir de cause et il sauve son client.

Plus tard, Bertholon remarque que l'électricité fait diminuer et disparaître une douleur fort analogue à celle qu'elle-même provoque. Thoury, également versé dans l'électrothérapie, constate que l'électricité positive accélère le pouls et qu'elle le ralentit chez les malades qui ont le pouls trop accéléré. Ces deux observations très remarquables prouvent que les agents impondérables obéissent à la loi des semblables tout aussi bien que les corps ingérés par la voie stomacale.

Enfin Zlatarowicz, professeur à la Faculté de médecine de Vienne en 1845, faisant une leçon sur les effets du mercure, s'aperçoit que la description qu'il en donne ressemble à s'y méprendre à celle de la syphilis. Cette pensée, qui traverse son esprit comme un éclair, le trouble au point qu'il ne peut continuer son cours. Il rentre chez lui, se met à étudier l'homœopathie dont il n'avait entendu parler que vaguement jusqu'alors, et devient une des gloires de notre école.

2° Quant aux applications inconscientes de l'homœopathie, elles sont innombrables. Hahnemann, dont l'érudition était immense, cite des faits empruntés à Asclépiades, Amatus et Zacutus Lusitanus, Fernel, Camerarius, Sydenham, Boerhaave, Stœrck, de Haen et beaucoup d'autres moins célèbres qu'eux. De nos jours les homœopathes inconscients ne sont pas moins nombreux. Vous citerai-je Piorry faisant à l'Académie de médecine une communication sur les merveilleux effets du piment contre les hémorrhoïdes ? Son enthousiasme a été de courte durée, car un collègue moins ignorant lui a dit tout bas que les homœopathes connaissaient ce médicament depuis 1805. Vous employez tous l'*hamamelis virginica*, mais Burt l'avait expérimentée en 1865 et il n'est pas le premier. Vous employez l'*hydrastis canadensis*, mais Lippe et Korndœrfer l'ont expérimenté il y a environ trente ans. Et l'huile de marron d'Inde qu'on vient de vanter à l'Académie de médecine contre les hémorrhoïdes et la constipation, les homœopathes s'en servent depuis 1865 ! Et le cubèbe que les médecins allopathes employaient souvent contre la diphtérie avant la découverte de Roux, voilà au moins trente ans que nous savons qu'il fait naître des dépôts pseudo-membraneux sur la muqueuse du pharynx !

M. Lancereaux a guéri des néphrites parenchymateuses avec la cantharide, mais nous savons depuis 1805 qu'elle a une action élective sur les organes génito-urinaires et MM. Lécorché et Talamon ont démontré qu'elle produit la néphrite parenchymateuse chez les animaux. Enfin un peuple nègre du bassin du Haut-Nil panse les plaies enflammées avec la sève du *Modecca abyssinica*, qui provoque sur les membres sains une inflammation érysipélateuse quelquefois mortelle.

3° Je passe maintenant aux corps nouveaux que la chimie découvre tous les jours, pour vous montrer que nous, qui connaissons la loi des semblables, nous trouvons immédiatement leurs indications tandis que les allopathes les abandonnent trop souvent après des tâtonnements infructueux.

L'un des premiers en date est le *brome*, qui produit tous les troubles fonctionnels du croup et avec lequel nous guérissons souvent cette maladie.

La *créosote*, avec laquelle les allopathes traitent le nom de la tuberculose pulmonaire, sans jamais diminuer la chose, tandis qu'entre nos mains elle arrête souvent les vomissements incoërcibles et améliore les ulcères de l'utérus avec leucorrhée corrosive.

La *nitroglycérine*, étudiée par Hering et dont le D⋅ Huchard a vulgarisé l'emploi en ayant la bonne foi de reconnaître son origine homœopathique.

L'*aniline*, qui produit l'albuminurie et que Bouchut a préconisée contre l'albuminurie ; l'*acide phénique* qui produit l'eczéma et avec lequel M. Augagneur a guéri plusieurs eczémas ; l'*antipyrine* qui produit l'urticaire et avec laquelle M. Papon a guéri l'urticaire ; la *pilocarpine* qui produit la salivation et avec laquelle M. Edouard Labbé guérit une sialorrhée rebelle.Enfin les produits les plus nouveaux, ce que j'appellerais volontiers, avec votre permission, le dernier cri de la médecine moderne, les produits de Brown-Séquard, viennent aussi témoigner en faveur de la loi des semblables. Voici ce qu'on lit dans la *Gazette des hôpitaux* (numéro du 2 3 octobre 1894) : « A la « dernière séance de la Société médicale des hôpitaux « M. Jules Voisin a présenté une observation en « contradiction flagrante avec ce que l'on doit at-« tendre logiquement de l'emploi du corps thyroïde « de mouton dans la maladie de Basedow, lorsqu'on « n'est pas un homœopathe convaincu. Contraire-« ment à toute attente,a il observé une amélioration

« sensible en faisant ingérer à une malade atteinte
« de goitre exophtalmique 6 à 8 grammes de corps
« thyroïde. »

Que vous faut-il de plus pour vous démontrer que
la loi des semblables est aussi vieille que le monde
et durera autant que lui ? Mais ne croyez pas qu'elle
doive immobiliser la médecine ni être incompatible avec aucun progrès. Au contraire elle les fa-
vorise tous. Nons disons hardiment aux amateurs
des sciences accessoires, aux électriciens et aux
photographes : Découvrez des procédés nouveaux,
nous vous en serons reconnaissants ; aux chimistes:
Découvrez des combinaisons nouvelles ; aux natu-
ralistes et aux explorateurs : Rapportez-nous des
régions les plus reculées leurs minéraux, leurs végétaux et leurs animaux. Grâce à l'expérimentation
pure nous saurons les transformer en médicaments
et grâce à la loi des semblables nous saurons faire
de ces médicaments un judicieux emploi. Il y aura
encore de beaux jours pour les chercheurs et les
travailleurs de bonne volonté. L'homœopathie est
assez riche pour payer ceux qui travaillent pour
elle et assez vaste pour abriter tous les progrès.

IV

Hahnemann était si peu préparé à l'homœopathie,
sa découverte l'a tellement surpris qu'il n'a rien
trouvé de mieux pour l'expliquer que de s'appuyer

sur la loi des contraires. Il avait observé, comme
vous le savez, que les médicaments ont deux actions
successives et opposées, et il attribuait la seconde à
la réaction de l'organisme. Il en déduisait que l'action primitive devait être semblable à l'action de
la maladie afin que la réaction de l'organisme fût
inverse et triomphât du mal. Une chose rendait cette
interprétation plausible, c'est l'effet défavorable des
palliatifs prescrits d'après la loi des contraires ; car
vous savez que les purgatifs entraînent après eux
des constipations très opiniâtres et que le sommeil
procuré par les narcotiques est suivi d'une excitation et d'une insomnie plus rebelles que celles dont
on souffrait auparavant. Il est étonnant qu'Hahnemann n'ait pas vu que cette explication n'est pas ad-
missible dans tous les cas, puisqu'il est le premier
à reconnaître que certaines substances n'ont pas
d'action secondaire. Il dit en propres termes, dans
l'Essai sur un nouveau principe : « Il n'y a qu'un
« petit nombre de substances médicinales qui fas-
« sent une exception à cet égard, en continuant
« leur effet primitif sans interruption, d'une manière
« uniforme, mais diminuant insensiblement... C'est
« à cette catégorie qu'appartiennent les substances
« métalliques et les minéraux, comme le mercure,
« le plomb et l'arsenic (1). »

Quel est alors le mécanisme de la guérison opérée
par ces remèdes ? Cette interprétation a entraîné

---

(1) *Études de médecine homœopathique*, t. II, p. 38.

Hahnemann à bien des assertions hasardées. Ainsi il prétend que l'organisme est bien plus sensible au médicament qu'à la maladie, que le premier a sur lui un pouvoir absolu, tandis que la seconde n'a qu'un pouvoir relatif. Enfin il en a conclu qu'il fallait, pour que la guérison s'opérât, qu'elle fût précédée d'une légère aggravation.

Hahnemann a donné une autre interprétation de la loi homœopatique en s'appuyant sur l'aphorisme suivant d'Hippocrate : *Duobus doloribus simul obortis, vehementior obscurat alterum.* Il considère que la maladie médicamenteuse se substitue à la maladie spontanée, et que la réaction de l'organisme la fait cesser elle-même. Cette comparaison n'est pas tout à fait juste, car Hippocrate a soin de dire : *Duobus doloribus simul obortis, sed non in eodem loco*; mais la maladie médicamenteuse homœopathique a au contraire toutes les mêmes localisations que la maladie spontanée, c'est ce qui la caractérise. Enfin les accidents auxquels s'applique l'aphorisme d'Hippocrate ne se détruisent pas toujours d'une façon définitive ; il arrive trop souvent que le premier en date reparaît lorsque le second a épuisé son action.

Il me semble donc plus sage de nous borner à constater le fait homœopathique. Notre devoir est d'appliquer la loi des semblables et non de l'expliquer. Tel était l'avis d'Hahnemann, car il a dit dans l'*Organon*, § 28, que, la réalité de cette loi étant un fait positif, peu nous importe la théorie scientifique de la manière dont il a lieu. Il ajoutait qu'il attachait peu de prix aux explications que l'on pourrait essayer d'en donner. C'est dommage qu'il n'ait pas toujours cru devoir observer cette réserve.

V

La loi homœophatique est-elle la seule loi thérapeuti-que? Oui, elle est présentement la seule loi générale, sûre et d'une application facile. Mais nous ne préten-dons pas qu'on n'en trouvera jamais d'autres. Il faut reconnaître que son application est laborieuse pour le médecin, qu'elle exige des interrogations très minutieuses, de grands efforts de mémoire et qu'on est quelquefois bien embarrassé de choisir un médi-cament entre plusieurs qui ont à peu près les mêmes propriétés et semblent répondre également à un cas déterminé. Aussi lui a t-on toujours cherché des simplifications, mais jusqu'à présent on n'a rien trouvé de préférable. Y parviendra-t-on ? Je ne sais, mais ce dont je suis certain à l'avance, c'est qu'aucune découverte ne la détruira. Ou bien les lois d'indication qu'on trouvera seront fausses ou bien les moyens qu'elles nous aideront à trouver agiront conformément à la loi des semblables. Celle-ci nous servira même de critérium, et c'est par elle que nous pourrons contrôler leur justesse. Le fait s'est déjà présenté. Burq a inventé la métallothé-rapie, qui ne s'appliquait qu'aux névroses et qui méritait de ne pas tomber dans l'oubli. Quels métaux indiquait-elle ? Justement ceux que nous, homœopathes, prescrivions dans les mêmes circonstances en nous appuyant sur la loi des semblables. La doctrine microbienne, qui a enfanté l'antisepsie, emploie surtout l'acide borique et le sublimé. Mais depuis le commencement du siècle, l'expérimentation pure nous a enseigné que le borax et le sublimé produisent chez l'homme sain des états morbides analogues aux états infectieux. L'organothérapie, qui est une sorte de résurrection de la doctrine des signatures, a du bon quoiqu'elle soit tout à fait erronée dans ses théories. A qui ferez-vous croire, en effet, qu'un organe auquel vous faites subir une opération culinaire, que vous faites mâcher et digérer, remplace l'organe similaire dégénéré et incapable de fonctionner ? Il y a là une action dynamique qui est de nature homœopathique. Enfin la sérothérapie, quelles que soient les explications ingénieuses par lesquelles vous essaierez d'interpréter son action, n'est autre chose que de l'isopathie. Et depuis 1842 jusqu'à nos jours nombre d'homœopathes ont dilué et utilisé les virus du charbon, de la rage, de la blennorrhagie et de la diphtérie. Pasteur et Roux n'ont différé que dans la manière de préparer les produits. La loi homœopathique est donc indestructible ; on pourra en trouver d'autres qui la perfectionnent et qui la complètent ; des faits qui la contredisent, jamais.

Il me reste à faire ressortir de ce qui précède un dernier enseignement. L'Essai sur un nouveau principe, dans lequel la loi des semblables fut énoncée pour la première fois, a paru en 1796 ; il y a juste cent ans. Qu'est-ce que cela, me direz vous, dans la vie de l'humanité ? Sans doute c'est peu de chose en soi, mais ce n'est pas négligeable dans une science mobile comme la nôtre où les découvertes succèdent aux découvertes et les systèmes aux systèmes. Et combien de ces systèmes ont vu le jour pendant ce siècle agité et laborieux ! Tout à fait à son aurore, l'incitation de Brown, aussitôt suivie du contro-stimulisme de Rasori, suivi lui-même de l'irritation de Broussais ; puis l'organi-cisme de Rostan, Chomel et Bouillaud, le positivisme de Littré et Robin, le déterminisme de Claude Ber-nard ; enfin Lister et Pasteur lançant la médecine dans une direction toute nouvelle, la pathologie remaniée de fond en comble et notre langue si pro-fondément modifiée que vous auriez peine à com-prendre les auteurs de la première moitié du siècle. Je ne parle pas de la dosimétrie, qui n'a absolument rien qui lui soit propre et dont les emprunts à l'homœopathie sont trop peu déguisés pour qu'elle mérite une place à part. Que sont devenues toutes ces théories si pleines de promesses le jour de leur apparition ? Leurs auteurs peuvent dire, comme le poète :

> Je vois s'envoler mes chimères
> Comme des mouches éphémères
> Qui n'ont pas su faire de miel (1).

----

(1) V. Hugo, *Chants du Crépuscule.*

Broussais est mort en adhérant formellement à l'homœopathie ; Bouillaud a vécu assez longtemps pour voir ses enseignements reniés par ses propres élèves. Qu'adviendra-t-il de la doctrine microbienne et de la sérothérapie ? Je ne sais, n'étant pas prophète. Cependant l'homœopathie suit son chemin lentement, mais sûrement, et s'infiltre peu à peu dans le corps médical tout entier. Hahnemann a fait des disciples qui se sont succédé sans interruption et qui lui sont restés fidèles. Voilà pourquoi vous assistez à ce spectacle, inouï à notre époque, d'une doctrine médicale enseignée par trois générations successives. Et puisque j'ai la bonne fortune d'évoquer devant vous le centenaire de cette doctrine, je considère comme un devoir de saluer en passant ceux qui m'ont précédé et qui sont morts à la peine, non pas seulement ceux auxquels je dois la vie et le peu que je suis, mais tous ceux qui, dans notre patrie, depuis des Guidi jusqu'à Leboucher et Frédéric Love, depuis J.-P. Tessier jusqu'à Frédault père, se sont dévoués corps et âme à sa propagation. Ne voyez-vous pas un argument de plus en sa faveur dans ce fait qu'un siècle ne l'a pas vieillie et que le temps n'a pas refroidi l'ardeur de ses adeptes ? Si je réussis à vous la faire apprécier à sa juste valeur, son centenaire sera dignement célébré et vous reconnaîtrez avec moi que « toutes les erreurs ont trouvé leur tombeau, il « n'y a que la vérité qu'on n'enterre pas ».

IIIᵉ LEÇON

DOSES INFINITÉSIMALES

1. Historique.

Messieurs,

En 1791, a paru une traduction allemande de la
Matière médicale de Monro, édition enrichie de
notes du traducteur. Celui-ci se montre peu tendre
pour les gens timides dans le dosage des médicaments. Ainsi Monro semble approuver l'habitude
qu'on avait alors d'asperger les fomentations d'esprit de camphre avant de les appliquer. Le traducteur déclare aussitôt que : « Des prescriptions aussi
« faibles, dont on voit de nombreux exemples dans
« la pratique contemporaine, devraient être laissées
« aux gens affairés et fainéants qui constituent la
« masse des praticiens. » Plus loin Monro dit qu'il
a traité quelquefois des fièvres avec de très faibles
doses de quinquina et le traducteur objecte
encore que cette mauvaise manière d'administrer
l'écorce du Pérou ne doit pas donner de bons
résultats. Dans un autre passage, Monro écrit que

l'on a cessé en Angleterre d'employer la jusquiame parce que les essais en ont été infructueux, et l'impitoyable traducteur ajoute : « Ou bien parce que le « médicament a été impuissant, n'ayant pas été bien « préparé ni employé à propos. Je ferai remarquer, « et j'insiste sur ce fait, que les médicaments « héroïques doivent être prescrits à doses d'abord « très petites mais progressivement croissantes, « jusqu'à l'apparition de quelques symptômes « sérieux, semblables à ceux que produirait une « trop forte dose. Si l'on n'agit pas ainsi, ni la « jusquiame, ni l'aconit, ni la belladone, ni la ciguë « ne peut avoir de résultats favorables. » Enfin ce même traducteur se vante d'avoir donné de 5 à 20 grains d'émétique et considère que cette quantité est nécessaire pour sauver la vie dans certaines circonstances où « les médecins avec leurs trompe- « l'œil, semblent dormir pendant que leur client se « meurt ; *occidit qui non servat* ». Ce partisan des moyens énergiques n'est autre que Samuel Hahnemann. Aussi les médecins d'alors lui reprochaient d'avoir une thérapeutique dangereuse et détournaient les malades de s'adresser à lui. L'un d'entre eux a même été jusqu'à l'appeler « l'empoisonneur Hahnemann ».

En effet, il n'y allait pas de main morte. D'abord il employait des poisons, en particulier l'arsenic ; or ce mot causait à nos confrères du siècle dernier des frayeurs mortelles. Ils employaient bien la thériaque et le diascordium, qui étaient des macédoines de tous les toxiques connus, néanmoins un médecin qui se respectait repoussait avec indignation toute substance qualifiée de poison. Hahnemann allait plus loin, il prétendait qu'il fallait donner des doses suffisantes pour faire naître les signes d'un commencement d'intoxication. En 1787, par exemple, il dit qu'on ne peut attendre de bons résultats de la ciguë vireuse qu'à la condition d'en donner assez pour produire des vertiges, une sensation comme si les yeux étaient poussés hors de la tête, des nausées, du tremblement et une ou plusieurs selles diarrhéiques.

Il donne tous les deux jours de 12 à 15 grains de poudre de feuille et de racine de belladone ; il faut, pour qu'elle lui fasse du bien, que son administration soit suivie de vertige.

En 1791, il donne le mercure soluble (découvert par lui) de la façon suivante : un demi-grain ou 1 grain le premier jour ; puis il augmente journellement la dose d'un demi-grain jusqu'au 7e jour ; il faut provoquer la fièvre mercurielle, puis s'arrêter.

En 1792 il fait prendre à Klockenbring, dans un accès de manie, 25 grains d'émétique.

En 1795, dans des cas de fièvre que le quinquina aggravait, il prescrit la fève de Saint-Ignace en poudre à des doses variant de 1 à 6 grains par jour, suivant l'âge des malades.

Quarante ans après, le même Hahnemann tient un langage tout différent. Lisez dans la Matière médicale la préface de la pathogénésie du sumac vénéneux (*Rhus toxicodendron*) et vous trouvez ceci :

« Appuyé sur des expériences maintes fois
« renouvelées, je puis affirmer que, quand on veut
« agir avec certitude, il ne faut pas employer le suc
« pur et non dilué, même dans les maladies chroni-
« ques et chez les sujets robustes. On ne doit user
« que d'une dilution très élevée (la 30ᵉ, ainsi que
« l'expérience de bien des années m'en a convaincu),
« et encore la plus forte dose qu'on doive en donner
« est un globule imbibé de cette dilution. Il est
« même préférable, ce qui est tout aussi et plus
« efficace, de se borner à le faire flairer une fois ;
« peu importent les sarcasmes de l'école allopathique
« vulgaire, qui ne connaît que des gros, des scru-
« pules ou au moins des grains et des gouttes
« entières de substances végétales. Il n'y a que
« l'expérience pure et l'observation consciencieuse
« et indépendante qui doivent décider dans une
« affaire aussi importante que la guérison des
« maladies de l'homme (1). » Alors ceux qui
l'avaient traité précédemment d'empoisonneur le
traitèrent d'imposteur et d'illuminé.

Lequel des deux reproches est justifié ? Ni l'un ni
l'autre, parce que les deux conduites d'Hahnemann
étaient également appropriées au but qu'il voulait
atteindre et aux moyens qu'il avait à sa disposition.

----

(1) *Traité de matière médicale homœopathique*, trad.
Léon Simon, t. IV, p. 168.

Mais, me direz-vous, il n'a jamais visé qu'un but, la
guérison. Sans doute, mais elle peut s'opérer par
plusieurs mécanismes. Toutes les méthodes allopathiques, c'est-à-dire indirectes, la palliation, la
dérivation, la révulsion, peuvent être qualifiées d'un
mot : elles sont perturbatrices. Si vous voulez
perturber, il faut employer des moyens violents. Il
serait aussi absurde de chercher à purger avec
0 gr. 05 de séné que de vouloir obtenir une révulsion
avec une pipûre d'épingle. Si vous êtes iatro-chi-
miste, il faut donner le médicament en quantité
suffisante pour produire une réaction chimique ; si
vous êtes humoriste, il faut une dose capable de
provoquer des évacuations suffisantes par le haut
et le bas. En pareil cas, les symptômes d'un commencement d'intoxication ont l'avantage d'être un
bon moyen de contrôle, car ils prouvent que le
médicament a été absorbé et que par conséquent il
a des chances de produire le bien qu'on en attend.
Si ce bien ne se produit pas, ils avertissent qu'il
faut s'arrêter et chercher autre chose.

Mais lorsque vous voulez obtenir une action
directe, lorsque vous employez des agents qui
portent leur activité sur les organes atteints et qui
ont tendance à provoquer des troubles similaires à
ceux que vous voulez combattre, vous devez
craindre que l'absorption du remède ne se traduise
par une aggravation dangereuse. Les adversaires
d'Hahnemann l'ont bien senti, aussi est-ce la première objection qu'ils aient faite à la loi des sem-

blables ; ils la rejetaient parce qu'ils prévoyaient qu'elle les obligerait à réduire les doses bien au delà des limites que peut concevoir l'imagination. A cela il répondait, dès 1806 :

« Le créateur a-t-il posé comme une loi qu'on de-
« vait considérer un scrupule ou un grain comme la
« dose la plus petite et la plus appropriée pour
« tous les médicaments, même les plus puissants?
« Ne nous a-t-il pas accordé les moyens et les con-
« naissances nécessaires pour atténuer les sub-
« stances les plus énergiques jusquaux doses les
« plus petites et administrer les unes par dixièmes
« de grain, celles qui sont plus fortes par cen-
« tièmes et millièmes de grains, enfin les plus puis-
« santes de toutes par millionièmes, billionièmes,
« trillionièmes, quatrillionièmes et même quintil-
« lionièmes de grain? »

D'ailleurs il était aussi circonspect que hardi : hardi dans l'affirmation et dans l'application de ce qu'il savait être vrai et de ce qu'il avait observé, il devenait très prudent dans l'emploi des moyens qu'il ne connaissait pas bien et qui pouvaient faire du mal.

Ainsi il avait toujours été très réservé dans l'emploi des poisons dangereux. Dès 1787, il traitait les ulcères indolents par des applications de solution arsenicale au 30 000°.

Aussitôt après la découverte de la loi des sembla-bles nous le voyons abaisser sa posologie bien au-dessous de celle de ses contemporains. En 1796, il emploie en 48 heures l'arsenic à la dose de 0 gr. 005, et même dans la fièvre hectique il n'en donne plus qu'un douzième de grain.

En 1797, il fait prendre 0 gr. 025 de belladone en deux jours.

En 1799 il écrit qu'un centième et même un millième de grain d'extrait de stramonium est généralement une dose suffisante.

En 1800, il ordonne un tiers ou un quart de grain de teinture de rhubarbe.

En 1801, il traite la scarlatine par la belladone à une dose correspondant à la 3° dilution. Il se sert de la camomille dans les mêmes proportions.

J'ai insisté longuement sur les faits qui précèdent pour bien vous prouver que les doses infinitésimales n'ont pas été inventées *a priori*, comme le prétendent ceux qui n'ont jamais lu un mot des œuvres d'Hahnemann.

Que de fois n'a-t-on pas dit qu'il était un mystique, qu'il considérait l'organisme comme animé par une force immatérielle, la maladie comme un trouble immatériel et que par conséquent il voulait leur opposer des forces médicamenteuses immatérielles; qu'alors moins on donnait de matière et plus on donnait de force. Tout cela est faux.

Il n'était nullement préparé à ces doses par ses habitudes posologiques antérieures; il n'y est arrivé que graduellement, par étapes; il y a été poussé d'abord par la crainte des aggravations. Cette crainte a dû lui venir tout naturellement et elle lui a été plus encore suggérée par ses adversaires, car il n'est pas prouvé qu'il ait constaté aucune aggravation pendant qn'il faisait usage des doses massives; on n'en trouve aucune trace dans ses écrits. Chose étrange, c'est depuis la découverte des doses infinitésimales qu'il a le plus redouté ces aggravations. En second lieu, c'est par l'observation des faits qu'il a été conduit à la découverte des doses infinitésimales. Son ambition se bornait dans le principe à mettre les médicaments hors d'état de nuire ; il s'est aperçu qu'il développait considérablement en eux le pouvoir de faire du bien.

C'est l'arsenic qui fut l'occasion de cette découverte. Il en avait mélangé une très faible quantité avec du sucre de lait et avait soigneusement trituré le tout dans un mortier. Il ne fut pas peu surpris de voir le malade auquel il avait donné une portion de ce mélange guérir plus vite que ceux auxquels il avait donné des doses plus fortes. Il renouvela l'expérience avec d'autres substances et reconnut qu'il s'agissait d'une loi que personne n'avait encore soupçonnée. Il découvrit même que, par ce procédé, des corps inertes à l'état naturel devenaient des médicaments actifs.

II

Définition et préparation.

Qu'est-ce qu'une dose infinitésimale? Est-ce une dose très faible? Non, car la 3ᵉ trituration décimale

de strychnine, qui est très dangereuse, est bien une
dose infinitésimale. D'autre part, la dose de trinitrine que les allopathes emploient communément,
conformément aux instructions du Dr Huchard, est
très faible mais non infinitésimale. A mon avis, la
dose infinitésimale type est celle qui a subi le procédé hahnemannien de la dilution ou de la trituration. Voici en quoi consiste ce procédé.

On commence par se procurer le médicament en
nature, à l'état chimiquement pur. Si c'est un végétal, on en prépare la teinture-mère. Qu'il s'agisse
d'une teinture ou d'un corps soluble dans l'alcool,
on en verse une goutte dans 99 gouttes d'alcool,
puis on imprime au mélange 100 fortes secousses ;
on obtient ainsi la 1re dilution. On prend une goutte
de cette dilution, qu'on mêle avec 99 gouttes d'alcool et l'on secoue 100 fois le mélange pour obtenir
la 2e dilution, et ainsi de suite jusqu'à la 30° ; c'est-
à-dire qu'on prépare la dilution suivante en mêlant
une goutte de la dilution précédente avec 99 gouttes
d'alcool. Quand il s'agit d'un corps insoluble dans
l'alcool et soluble dans l'eau, on se sert de celle-ci
comme véhicule pour la préparation des 3 premières
dilutions ; les suivantes seules sont alcooliques.

Les corps solides et insolubles dans l'eau et l'alcool, comme le foie de soufre, le graphite, etc.,
sont préparés différemment. On met dans un mortier
1 grain (0 gr. 05) de la substance et 33 grains de
de sucre de lait, puis on triture le mélange pendant
2 fois 10 minutes, en ayant soin chaque fois de

racler avec une spatule mortier et pilon afin de restituer au mélange les parcelles qui auraient pu leur rester adhérentes. On recommence 2 fois cet ensemble d'opérations en ajoutant chaque fois au mélange 33 grains de sucre de lait et l'on obtient ainsi la 1e trituration. Pour préparer la 2e on prend 1 grain de la 1e qu'on triture, comme nous venons de le dire, avec trois fois 33 grains de sucre de lait. On emploie le même procédé pour la préparation de la 3e trituration. Alors les molécules du médicament sont arrivées à un tel état de division et de mobilité qu'on peut le considérer comme soluble dans l'alcool ; aussi les doses infinitésimales ultérieures sont diluées dans ce véhicule et non plus triturées.

Hering, de Philadelphie, et Vehsemeyer, de Berlin, ont adopté l'échelle décimale ; c'est-à-dire qu'ils diluent ou triturent 1 goutte ou 1 grain de médicament avec 9 gouttes ou 9 grains de véhicule. En France, l'échelle hahnemanienne, c'est-à-dire, la centésimale, est la plus usitée. Dans d'autres contrées, notamment en Angleterre, on a donné la préférence à l'échelle décimale.

Il y a donc deux éléments qui constituent la dose infinitésimale : l'adoption de la goutte ou du grain (unités de volume et de poids adoptées en pharmacie au XVIIIe siècle) comme point de départ et l'extension dans un véhicule inerte par voie de dilution ou de trituration. Ceux dont nous nous servons sont l'eau, l'alcool, la glycérine, le sucre de lait. Aussi le fait suivant, relaté par le professeur Lépine, me paraît avoir eu pour auteur un homœopathe ou au moins un éclectique. Il s'agit du Dr Boardman Reed, qui a guéri une diarrhée incoercible chez un typhique avec 0 gr. 0005 de podophylline toutes les trois heures. Cette dose de 0 gr. 0005 est exactement notre 2[a] dilution centésimale et j'en conclus que le Dr Boardman Reed appartient à la classe, assez nombreuse aux États-Unis, des éclectiques, c'est-à-dire de ceux qui emploient tantôt l'homœopathie, tantôt l'allopathie.

Hahnemann a été jusqu'à la 30e dilution, qu'il a considérée pendant quelques années comme celle qu'on devait préférer dans tous les cas. De là vient qu'on a trop souvent considéré l'emploi exclusif des dilutions élevées comme un critérium de fidélité ou d'infidélité aux principes de l'homœopathie. En réalité, les disciples d'Hahnemann ne l'ont jamais suivi sur ce terrain et les meilleurs d'entre eux ont toujours été d'avis que la dose devait être individualisée tout comme l'agent curatif. Vers 1825, il avait amèrement reproché à Caspary, de Berlin, de n'employer que les teintures et les basses dilutions. Celui-ci alla le trouver à Cœthen et, après leur entrevue, Hahnemann reconnut que l'enthousiasme de sa découverte l'avait entraîné trop loin ; il alla même jusqu'à dire « qu'il serait à désirer que « les homœopathes n'eussent pas admis exclusive- « ment, sur sa parole, un procédé qui est loin d'être

« également applicable à toutes les substances toxi-
« ques et à tous les états pathologiques (1) ».

Sur la fin de sa vie, il a encore été au delà de la
30ᵉ dilution ; il a été jusqu'à la 60ᵉ. En général il
faisait prendre des globules de sucre imbibés de la
dilution ; aussi, aux yeux du public, le globule per-
sonnifie l'homœopathie. Il a sans doute l'avantage
de tenir peu de place, de sorte qu'on peut porter
dans sa poche un grand nombre de médicaments
sous cette forme ; mais il a d'autre part l'inconvénient de s'altérer facilement, de sorte qu'au bout
d'un an environ on ne peut plus beaucoup se fier à
son action. Depuis quelques années nous employons
en France beaucoup de granules ; ce sont de petites
dragées sphériques grosses comme un pois. Ces granules, connus depuis longtemps à l'étranger, se
conservent beaucoup mieux parce que, même lorsque
leur surface est altérée, leur centre est encore intact.
Mais le plus simple, dans la majorité des cas, est de
se servir tout bonnement des dilutions alcooliques
elles-mêmes, dont on verse une ou plusieurs gouttes
dans 125 ou 250 grammes d'eau.

D'autres médecins ont poussé la dilution beaucoup
plus loin qu'Hahnemann ; ainsi Korsakow (1832) et
Jenichen (1844) ont préparé certains médicaments,
entre autres le soufre et l'encre de seiche (*Sepia*) à
la 200ᵉ et à la 1.500ᵉ dilution. Leurs remèdes agis-

____

(1) V. Aug. Rapou, *Histoire de la doctrine médicale
homœopathique*, t. II, p. 246.

saient très bien, mais comme leurs auteurs n'ont
pas divulgué leur procédé, on ne peut plus en préparer de nouveaux et rien ne prouve que les chiffres
indiqués répondaient exactement à l'état de division de la matière médicamenteuse. J'en dirai autant
des remèdes de Swan et de Fincke, assez usités en
Amérique et portés jusqu'à la 100.000e et la 1.000.000e
dilution. Ces messieurs ont gardé le secret sur leurs
procédés, mais nous pouvons affirmer que le chiffre
de leurs dilutions ne représente en aucune façon
le degré de division du médicament d'après l'échelle
hahnemannienne, car la chose est matériellement
impossible. M. Ecalle, pharmacien homœopathe à
Paris, a calculé qu'il faudrait 15 ans pour préparer
la millionième dilution en se conformant strictement
aux préceptes d'Hahnemann. Je ne parle des remèdes électro-homœopathiques de Mattei et autres
que pour vous dire qu'ils n'ont d'homœopathique
que le nom. Ce sont des mélanges dans lesquels
entrent en effet des doses infinitésimales de nos agents
thérapeutiques ; mais on leur a ajouté d'autres principes actifs dont quelques-uns n'ont jamais été étudiés sérieusement et l'on n'en a jamais fait connaître
ni les proportions ni le mode de préparation. Les élec-
tricités polychromes de l'électro-homœopathie sont
aussi des mélanges médicamenteux et rien de plus.
En un mot les médicaments en question sont des
remèdes secrets et cela seul suffit pour que nous
vous recommandions instamment de n'en jamais
faire usage.

III

Action.

Que devient le médicament soumis à ces manipulations? D'abord il est toujours présent. Vous trouverez peut-être étrange que je prenne la peine de signaler ce fait. Ce n'est pourtant pis inutile, car on nous a souvent objecté qu'au bout d'un certain nombre de dilutions il ne restait plus rien du médicament et que nous donnions simplement de l'eau claire. L'objection n'a pas le sens commun, puisque nous ne retranchons jamais rien de la substance active et qu'il n'y a jamais aucune perte de poids pendant la manipulation. Qu'on nous dise que le médicament, ayant perdu ses propriétés physiques, chimiques et organoleptiques, n'a plus de valeur ; que la quantité qui en reste est inappréciable et insignifiante; c'est une chose à discuter. Mais qu'on ne dise pas que la quantité est nulle.

Le frottement et la succussion, outre les phénomènes électriques qu'ils développent sans aucun doute, désagrégent les molécules au point de leur donner une extrême mobilité et d'en faciliter l'absorption au suprême degré. N'oubliez pas que la faculté d'absorption de l'organisme est limitée et cette limite, variable probablement pour chaque sub-

stance, est assez vite atteinte. Quand ce point de sa=
turation est atteint, le corps n'absorbe pas un atome
de plus, quelle que soit la quantité que vous accu=
muliez dans le tube digestif. Quand un individu a
absorbé la quantité de fer qu'il pouvait absorber,
vous aurez beau lui en faire prendre un kilogramme
de plus, ce kilogramme ira tout entier d'un bout à
l'autre du tube digestif et pas une parcelle ne pénè=
trera dans l'intérieur du corps. Il y a toujours un
énorme déchet dans les médicaments allopathiques;
c'est cet excédent qui colore en noir les selles de
ceux qui ont pris du bismuth. Non seulement cet
excédent ne sert à rien, mais il entrave plutôt l'œuvre de la guérison. Aussi le D\ Krüger, de Nîmes, a
eu raison de dire :

« Bombardez, farcissez vos malades de pilules,
« potions, capsules, poudres, pommades, élec-
« tuaires, vésicatoires, badigeonnages, injections,
« purgations, frictions, cautérisations, etc. Jamais
« vous ne réussirez à faire pénétrer chez eux autre
« chose que des doses infinitésimales (1). »

Le médicament dilué est dans les meilleures conditions pour être absorbé en totalité; une quantité
minime est donc suffisante pour produire l'effet
voulu. Il faut même éviter d'en donner trop, car
l'action dépasserait la mesure. C'est pourquoi les
injections hypodermiques ont une action perturba-
trice si intense : en pareil cas la totalité du prin-

---

(1) *Revue homœopathique française.* t. V, p. 424.

cipe actif est lancée forcément dans le torrent circulatoire, dont il ne peut être éliminé qu'après avoir fortement impressionné le système nerveux qui n'a pas pu s'y soustraire; de là les effets désastreux qui en résultent quelquefois.

Les doses infinitésimales ne provoquent pas de réactions de l'organisme, par conséquent pas d'efforts éliminateurs, de purgation, de vomissement, etc.; aussi rien ne s'oppose à ce qu'elles pénètrent en totalité dans la trame des tissus et y développent la plénitude de leur action dynamique. Le médicament se trouve dans un état nouveau, comparable à celui qu'on appelle en chimie l'état naissant, ou plutôt, comme il est extrêmement raréfié dans le véhicule qui lui sert de milieu, on peut le considérer plus justement comme étant à l'état de matière radiante. Quelques-unes de ses propriétés ont disparu, mais d'autres ont au contraire acquis une intensité plus grande. C'est à cause de ce double fait qu'Hahnemann a donné à ses dilutions les noms d'atténuations et de dynamisations. Mais il y a autre chose encore qu'une diminution ou une augmentation d'énergie. Le commentateur de l'Organon a dit avec raison : « Dans tout traitement homœopàthique bien « dirigé ... l'action produite est une action d'appro« priation plutôt que d'énergie. » Il a même ajouté: « Il me semble qu'en attendant une explication ou, « si l'on veut, une théorie des doses infinitésimales, « la notion d'appropriation de la dose d'un médica« ment aux besoins de la maladie domine toutes les

« autres(1) ». Œgidi a exprimé la même pensée en des termes très heureux en disant qu'entre les diverses doses, et particulièrement entre les hautes et les basses dilutions, il y a une différence *qualitative* plutôt qu'une différence *quantitative*.

On peut diviser les doses en trois classes : les doses toxiques, pondérables, infinitésimales. Beaucoup de médicaments, comme la camomille, le carbonate et le phosphate de chaux, ne sont jamais des toxiques dangereux ; d'autres, comme le sel, le lycopode, la silice, ne sont actifs qu'à dose infinitésimale. Quelques-uns ont à peu près les mêmes propriétés à toutes les doses, qui ne font qu'augmenter ou diminuer leur intensité. Tous ont un ou plusieurs symptômes caractéristiques qui se manifestent quelle que soit la dose. De ce nombre est la dilatation pupillaire de la belladone, que Follin, un allopathe, a produite avec une solution au billionième (5e dilution); la toux de la jusquiame, toux nocturne, quinteuse, sèche, se déclarant dès qu'on se met dans la position horizontale; la colique sèche du plomb. Mais beaucoup de médicaments ont des effets différents suivant les doses, de telle sorte qu'une dose infinitésimale produira un certain nombre de symptômes qu'une dose massive serait incapable de faire naître *et vice versa*.

Vous savez déjà qu'il y a un certain antagonisme

---

(1) Organon de l'art de guérir, 4e édition, augmentée de commentaires, par Léon Simon père, p. 484.

entre les fortes et les faibles doses. En voici un exemple typique emprunté au Dr Sharp, qui s'est beaucoup occupé de cette question. Chacun sait que 15 ou 30 grammes d'huile de ricin ont une action purgative. Un jour le Dr Sharp a préparé la première trituration de cette huile et en a donné 0 gr. 05 matin et soir à un homme qui ne savait pas ce qu'il prenait; celui-ci est resté cinq jours sans aller à la selle. Dès 1847 Rapou avait constaté que la noix vomique, aux basses préparations, produit et guérit la constipation et qu'aux plus hautes elle convient contre la diarrhée. L'opium, aux premières dilutions, amène l'état soporeux chez l'homme sain et le guérit chez le malade; aux dilutions plus élevées, il détermine de l'excitation et peut en délivrer celui qui en est atteint. Rapou en conclut avec raison que, si l'on rencontre l'insomnie dans un ensemble symptomatique réclamant l'opium, il faudra l'administrer de préférence aux dilutions élevées, « car ce ne sont « pas les symptômes généraux, mais bien la généralité « ralité des symptômes qui doivent déterminer le « choix du remède (1) ».

Les différentes doses produisent des tableaux symptomatiques quelquefois très dissemblables; de telle sorte qu'il y a plus de distance entre les diverses doses d'un même médicament qu'entre celui-ci et un autre très analogue. Ainsi une quantité toxique d'aconit produit des accidents cholériformes ou mé-

---

(1) Aug. Rapou, *L. C.*, t. II, p. 553.

ningitiques ; une moyenne donne des sueurs pro-
fuses, des accidents hystériformes, congestifs et
inflammatoires ; les doses faibles et, on peut le dire,
infinitésimales, provoquent la névralgie faciale et,
si elles sont très longtemps prolongées, elles altèrent
la valvule mitrale.

Vous voyez que la question est assez compliquée ;
Rapou l'a bien résumée dans le passage suivant, que
je vous demande la permission de vous citer malgré
sa longueur :

« Les effets toxiques diminuent pendant que
« s'opère un développement successif de toutes les
« propriétés curatives : celles qui sont rendues ma-
« nifestes à la 2e dilution pourront disparaître com-
« plètement à la 20e ; pendant qu'à cette division
« d'autres se seront produites qui étaient d'abord
« latentes. Ce serait une évolution et le caractère
« du médicament ne serait complètement connu
« que lorsqu'on l'aurait étudié à toutes les prépa-
« rations où il développe encore quelques effets.
« Cette théorie expliquerait l'importance générale-
« ment admise de varier, dans un même traitement,
« les dilutions d'un remède, ce qui permettrait
« d'opposer à la maladie la sphère entière d'action
« curative.

« L'expérimentation pure jointe à la clinique a
« permis d'établir d'une manière approximative
« l'influence des doses sur la manière d'agir des
« remèdes en général : l'action des basses dilutions
« est plus prompte, plus courte, plus intense ; celle

« des hautes est lente, durable, plus étendue. Chose
« digne de remarque, la plupart des médicaments
« indiqués dans la thérapeutique des maladies
« aiguës sont doués de toute leur énergie aux basses
« préparations (la belladone paraît faire exception)
« et ceux qui conviennent dans les souffrances
« chroniques réclament les dilutions élevées » (1).

Il a également essayé de fixer pour les principaux
médicaments la moyenne des doses préférables de
chacun. Ainsi les suivants agissent mieux de la 12ᵉ
à la 30° dilution : silice, noix vomique, phosphore,
carbonate de chaux (*Calcarea carbonica*), soufre,
seiche (*Sepia*), venin de trigonocéphale (*Lachesis*),
lycopode, arsenic, acide nitrique, sel marin, carbonate de potasse, charbon de sommité de peuplier
(*Carbo vegetalis*).

Les suivants au contraire agissent mieux à de
basses dilutions : ipeca, quinquina (*China*), étain,
foie de soufre (*Hepar sulfuris*).

Enfin en voici trois qu'il recommande d'employer
le plus souvent en nature : camphre, musc, digitale.

Je ne vous donne ces indications que sous bénéfice
d'inventaire, car elles ne sont pas toutes exactes.
Au premier groupe j'ajouterai le sumac (*Rhus tox.*),
l'or, le graphite, le thuja. Je retrancherai du deuxième groupe le *China*, l'étain et *Hepar*, qui, dans
la majorité des cas, agissent mieux à des dilutions
élevées. Enfin je vous citerai le cyanure de mercure,

(1) Rapou, *l. c.*, t. II, p. 554.

l'un des médicaments les plus efficaces contre l'angine diphtéritique et qu'il serait imprudent de prescrire à une dilution inférieure à la 6e.

IV

Preuves.

Vous vous étonnez peut-être que je vous aie entretenus des effets des doses infinitésimales avant de vous prouver que ces doses peuvent avoir des effets. Mais à quoi bon prouver ce que personne n'a le droit de contester ? Quel est le médecin qui ne prescrit jamais de doses infinitésimales ? Tous traitent l'angine de poitrine et la congestion cérébrale avec des quantités de trinitrine à peine égales à nos premières dilutions. Et la toxine antirabique de Pasteur et le sérum de Roux ne sont-ils pas des types de médicaments infinitésimaux ? En quoi le sérum antidiphtéritique diffère-t-il de celui d'un cheval bien portant ? Il n'en diffère que par le pouvoir de tuer et de guérir, pouvoir dont l'autre paraît dépourvu. Et l'on ne peut pas dire que l'activité de ces toxines à dose minime est due à la reproduction incessante de microbes, puisqu'elles sont dépourvues d'éléments figurés.

Puisqu'il est question de microbes, je vous dirai que la thérapeutique microbicide doit être infinitésimale. En effet, quel peut bien être le poids d'un bacille ? En l'évaluant à un millionième de milligramme je crois être bien généreux. Quel peut être le poids de toxique nécessaire pour le tuer ? Prenons l'homme comme terme de comparaison : il pèse en moyenne 60 kilogs et 0 gr. 10 de strychnine, c'est-à-dire $\frac{1}{600.000}$ de son poids, suffisent largement pour le faire passer de vie à trépas. Qu'est-ce que le $\frac{1}{600\,000}$ d'un millionième de milligramme ? Cela représente, si je ne me trompe, une dilution assez élevée. Ne m'objectez pas que, pour guérir, il est nécessaire de tuer tous les microbes présents dans le corps du malade et qu'on les compte quelquefois par millions. Je vous garantis que, si vous tuez d'un seul coup seulement 500 de ces êtres, tous ceux qui vivent dans leur voisinage deviendront fort malades et qu'ils ne tarderont pas à vicier le milieu où ils se trouvent au point d'y rendre la vie impossible à tous leurs congénères. Le milieu deviendra encore plus délétère si vous introduisez à intervalles rapprochés plusieurs doses de toxique. Vous voyez donc que les doses infinitésimales s'imposent dans le traitement des maladies microbiennes avérées.

La preuve en a été faite par Nægeli, qui anéantit une culture de *spirogyra* en introduisant dans le vase où elles vivent une pièce de monnaie. Tous les phénomènes oligodynamiques, découverts par le professeur bavarois, sont du même ordre et aussi probants.

On nous a objecté souvent qu'un homme bien

portant pouvait consommer impunément une grande quantité de nos globules, que par conséquent ceux-ci doivent être également inertes en cas de maladie. Les mauvais plaisants ont même dit que les employés de nos pharmacies s'en servaient pour sucrer leur café ; cela prouverait qu'ils ne sont pas gourmands. Nous avons toujours répondu que la réceptivité du malade au médicament est bien plus grande que celle de l'homme sain. Et puis, ce n'est pas la même chose de prendre une fois pour toutes des globules soit tout de suite après le repas, soit tout de suite avant et de se régaler immédiatement de plats relevés ou acides qui détruiraient l'action de bien des médicaments même à dose massive, ou bien de prendre ces mêmes globules à intervalles plus ou moins rapprochés, aussi loin que possible des repas et en proscrivant de l'alimentation tout ce qui peut faire obstacle à leur action. Du reste nous rétorquons l'argument contre nos adversaires, car il a exactement la même valeur contre les microbes. On peut rencontrer dans le nez, la bouche ou les intestins de l'homme le mieux portant les microbes des maladies les plus graves, sans qu'il en résulte aucun inconvénient. Mais dès qu'un homme se trouve débilité, déprimé pour une raison quelconque, il devient aisément la proie d'un de ces êtres microscopiques. Il ne suffit donc pas que ceux-ci soient présents dans le corps pour y exercer leurs ravages, il faut encore que l'organisme soit apte à subir leur action funeste.

Enfin on a démontré directement que les médicaments homœopathiques modifient la vitalité de l'homme, même à l'état physiologique. Trois physiciens ont inventé des instruments divers, qui fournissent cette démonstration.

1º Le premier en date est dû au Dr Rutter, qui lui a donné le nom de *magnétoscope*. Il se compose d'un plateau rectangulaire en acajou sur lequel sont fixés un pilier et un disque du même bois. Au sommet du pilier est adaptée une boule de cuivre traversée par une tige coudée de même métal, dont la branche verticale pénètre dans le pilier. A l'extrémité libre de cette tige est suspendu un fil de soie portant un petit morceau conique de cire à cacheter, qui doit être juste au-dessus du centre géométrique du disque d'acajou ; un manchon de verre entoure ce pendule pour bien l'isoler.

Pour se servir de l'instrument on se tient debout à côté et l'on place le pouce et l'index de la main droite sur la boule de cuivre. Suivant le tempérament, le sexe de l'opérateur, suivant aussi une multitude de circonstances, le pendule subira des mouvements différents : oscillations directes, transversales ou diagonales, rotation de droite à gauche ou de gauche à droite. Si un homme ou une femme touche l'opérateur ou si celui-ci tient dans la main gauche tel ou tel objet, les mouvements seront annulés, renversés ou modifiés ; leur vitesse sera augmentée ou diminuée.

Rutter a procédé d'une façon bien simple pour démontrer que des quantités inappréciables de substances actives ont une influence sur l'homme en santé : il a placé dans la main gauche de l'opérateur d'abord un médicament à l'état naturel, ensuite le même à un état de dilution plus ou moins élevé. Voici ce qu'il a observé :

Si l'opérateur a dans la main un globule de *Stannum*, le pendule oscille dans le même sens, avec la même vitesse et la même force que lorsque la main tient un morceau du métal brut.

Un globule de *Merc. sol.* 200 influence le pendule comme le mercure métallique.

On dissout un globule de *Zinc.* 200 dans une once d'eau et l'on verse dans la main de l'opérateur une goutte de cette solution et l'on obtient le même résultat que si celui-ci tenait un morceau de zinc.

Un globule de *Cuprum* 30, expérimenté dans les mêmes conditions, a produit des effets manifestes.

2° En 1880, le professeur Jæger, de Stuttgart, a inventé un appareil enregistreur à l'aide duquel il analyse l'action physiologique produite sur nos organes par les médicaments ; il a donné à son procédé le nom de *neural analyse*. Cette action physiologique se traduit par des courbes auxquelles l'auteur a donné le nom d'osmogrammes. Chaque substance médicamenteuse produit un osmogramme particulier, présentant quelques variétés suivant le degré de dilution. Voici les conclusions que le professeur a tirées de ses expériences :

L'action physiologique de la substance diluée croît avec la dilution jusqu'à un certain maximum. Au delà de ce maximum l'action physiologique décroît sans qu'on l'ait jamais vue être aussi faible qu'avec les basses dilutions et surtout avec les teintures-mères.

Les osmogrammes ne varient pas sensiblement avec les idiosyncrasies, mais chez un même sujet ils présentent des différences notables avec l'état de santé ou de maladie.

La constatation mathématique de l'accroissement considérable de l'action physiologique d'un médicament par la dilution élève tout à coup l'homœopathie au rang d'une science exacte, basée sur la physiologie et ne le cédant en rien à l'allopathie.

Notez que le professeur Jæger n'exerce pas la médecine et ne connaissait pas l'homœopathie quand il a entrepris ses expériences.

3° Enfin un physicien français, M. Boué, a inventé un pendule qui a, je crois, de grandes analogies avec celui de Rutter et qui a donné des résultats aussi concluants.

Les faits qui précèdent prouvent donc que les doses infinitésimales sont capables de modifier l'homme en état de santé. Il s'ensuit, conformément à ce que je vous ai dit du médicament dans notre première leçon, qu'elles peuvent modifier le malade. La chose est facile à démontrer par des preuves cliniques, car ces preuves abondent dans nos journaux et dans nos hôpitaux et tous ceux qui ont pris la peine de les vérifier se sont convertis à l'homœopathie. Pour les faire admettre, Hahnemann n'a

jamais fait appel au raisonnement. « L'homœopathie
« repose uniquement sur l'expérience, a-t-il dit,
« elle veut être jugée d'après les résultats... Vou-
« lez-vous obtenir les mêmes succès? Imitez-moi
« franchement et loyalement. Ne le voulez-vous pas?
« Continuez à vous traîner dans votre ornière
« d'aveugle observance, dans la nuit des systèmes
« que vous avez rêvés, attirés çà et là par les feux
« follets de vos autorités solennelles, qui vous lais-
« sent dans l'embarras là précisément où leur se-
« cours vous serait nécessaire (1). » Jamais il n'a
demandé d'être cru sur parole, jamais il n'a exigé
la foi de ses disciples, il a exigé seulement la bonne
foi. Et moi aussi, Messieurs, je fais appel à votre
bonne foi. Vous ne contestez pas le pouvoir des
toxines de Roux et de Pasteur. Vous ne contestez
pas les propriétés de la matière radiante de Crookes.
Vous ne contestez pas l'oligodynamie de Nægeli.
Vous ne contestez pas davantage les photographies
de Rœntgen. En quoi ces découvertes sont-elles
moins extraordinaires et plus faciles à contrôler que
l'action des doses infinitésimales? Contrôlez donc
vous-mêmes. Prenez par exemple de la teinture de
drosera rotundifolia; préparez-en vous-mêmes des
dilutions jusqu'à la 6e. Prenez de cette dilution XX
ou XXX gouttes par jour pendant huit ou quinze jours
et vous verrez ce qui adviendra. Versez III gouttes

---

(1) *Esprit de la médecine homœopathique, L. C.*, t. I,
p. 284.

de la même teinture dans un verre d'eau et donnez 3 cuillerées par jour du mélange à un enfant atteint de coqueluche avec vomissement des aliments, et vous verrez. Imitez Hahnemann, imitez-le bien et vous verrez la confirmation de tout ce qu'il avance. Vous reconnaîtrez alors la supériorité de cet homme extraordinaire, dont la vie fut partagée en deux parties sensiblement égales, appartenant chacune à un siècle différent. Au XVIIIᵉ siècle expirant il a offert la loi des semblables comme cadeau d'adieu; les doses infinitésimales ont été le don de bienvenue offert au XIXᵉ siècle encore nouveau-né, que, grâce à Hahnemann, Davaine, Pasteur et Crookes, on peut appeler le siècle de l'infinitésimalité.

IV^c LEÇON

PHYSIOLOGIE D'HAHNEMANN
DYNAMISME VITAL

I

Des diverses manières d'entendre la vie.

Messieurs,

La disproportion manifeste qu'il y a entre la puissance des doses infinitésimales et leur ténuité nous prouve combien les lois auxquelles obéit l'organisme vivant diffèrent de celles qui régissent la matière inorganique :

« La vie ne peut être comparée à rien dans le
« monde, si ce n'est à elle-même. Nul rapport entre
« elle et une machine hydraulique ou autre, une
« opération chimique, une décomposition et une
« production de gaz, une batterie galvanique. En
« un mot, elle ne ressemble à rien de ce qui ne vit
« point. La vie humaine n'obéit sous aucun rapport
« à des lois purement physiques, qui n'ont de force
« que parmi les substances inorganiques (1). »

____

(1) *Esprit de la doctrine homœopathique. L. C.,* t. I, p. 258.

Je n'insisterai pas sur les caractères différentiels des phénomènes purement physiques et des phénomènes physiologiques, car vous les connaissez. Veuillez remarquer cependant que ces derniers sont tous orientés vers une fin déterminée, qui est la conservation et l'évolution de l'individu, être compliqué et rempli de contradictions, à la fois robuste et chétif, simple et composé, identique et jamais semblable à lui-même, véritable couteau de Jeannot dont on ne cesse de remplacer le manche et les lames, laboratoire mystérieux dans lequel il semble qu'un chimiste invisible opère sans trêve ni repos sur un nombre restreint d'éléments pour les associer dans mille combinaisons diverses, de même que le peintre, avec un nombre limité de couleurs, exécute des tableaux variés à l'infini au gré de ses inspirations. En vertu de quel pouvoir la matière acquiert-elle des propriétés si nouvelles? Vous n'êtes sans doute pas de ceux qui croient aux effets sans cause, aux mouvements sans moteur, aux actions sans agent. Non ; comme l'a dit avec raison Frédault père, toute action suppose une cause adéquate et la cause adéquate des actions physiologiques est ce que nous appelons la vie. La vie, objet de tant de contradictions, dont l'origine remonte en grande partie à l'imperfection de notre langage ; car cette expression nous sert à désigner à la fois une cause et ses effets. Cette confusion n'a pas échappé à Magendie, dans ses commentaires sur Bichat.

« Le mot de vie a été employé par les physiolo-

« gistes en deux sens différents. Chez les uns il
« désigne un être de raison, principe unique de
« toutes les fonctions que présentent les corps vi-
« vants ; chez d'autres, il désigne seulement l'en-
« semble de ces fonctions. C'est dans ce dernier
« sens que Bichat l'emploie. Voilà ce qu'il a voulu
« dire par cet énoncé : *La vie est l'ensemble des*
« *fonctions qui résistent à la mort.* Il a eu tort seu-
« lement d'y faire entrer l'idée de mort ; car cette
« idée suppose nécessairement celle de vie. Il y a
« donc réellement un cercle vicieux dans cette dé-
« finition ; mais en laissant de côté ce qu'il y a de
« défectueux dans l'expression, on voit que Bichat
« considère la vie comme un résultat, non comme
« une cause (1). »

La vie est un résultat? Résultat de quoi? Ni Bichat
ni Magendie ne nous le fait savoir.

Pour eux elle est un ensemble de fonctions. Soit;
mais les fonctions isolées qui constituent cet ensemble sont si bien combinées que toutes concou-
rent, par des voies diverses, à l'accomplissement
d'une fin unique. Or l'unité de résultat implique
nécessairement l'unité de direction. Lorsque vous
voyez des troupes parties des quatre points cardi-
naux se concentrer à la même heure en un même
point, vous en concluez qu'un chef unique a conçu
et ordonné le mouvement. Un orchestre est un en-

---

(1) *Recherches physiologiques sur la vie et la mort,*
p. 2, note.

semble de musiciens, mais il ne peut charmer vos
oreilles qu'à la condition d'obéir à l'impulsion et à
la direction d'un seul. De même le concert de la
vie n'est harmonieux qu'à la condition que les
instruments qui y participent relèveront d'un seul
principe recteur. Du reste, en y regardant de près,
on trouve à chaque instant réunies dans un même
objet l'unité et la multiplicité : unité dans l'essence,
multiplicité dans les manifestations. L'homme est
au suprême degré un et multiple. Il est un composé
d'un corps et d'une âme, qui sont eux-mêmes des ensembles, l'un d'organes, l'autre de facultés. Mais tous
les attributs de ces ensembles, attributs variables
avec le temps et les circonstances, pivotent autour de
quelque chose qui est un et qui reste un. Ne venez
pas, vous appuyant sur quelques faits anormaux de
dédoublement du moi, me soutenir qu'il y a deux
hémisphères cérébraux, deux mémoires, peut-être
deux volontés et partant deux individualités. En
admettant même que ce duumvirat existe réellement, par derrière et au-dessus il y a encore quelque
chose d'un qui soude l'une à l'autre ces deux moi-
tiés de personne pour en former un tout compact.
Depuis l'instant même de la conception jusqu'au
dernier battement du cœur, cet un reste irréduc-
tible et immuable à travers toutes les phases de
l'évolution et toutes les vicissitudes de l'existence.
C'est cet un qui connaît et qui aime, qui jouit et
qui pâtit, cet un qui agit et qui répond de ses actes,

qui mérite et démérite, qui sera récompensé ou châtié. Unité et multiplicité.

Ainsi l'école matérialiste considère la vie comme un résultat ; pour l'école positiviste, sa sœur, c'est une propriété. Cherchez le mot *Vie* dans le dictionnaire de Littré et Robin, et vous lisez : « On donne « le nom de vie à la manifestation des propriétés « inhérentes et spéciales à la substance organisée « seulement... Elle est inhérente à la substance or « ganisée placée dans de certaines conditions de « milieu, comme l'acidité ou l'alcalinité sont inhé « rentes à l'acide sulfurique ou à certains oxydes ; « mais elle n'est pas plus un principe que l'*acidité* « et l'*alcalinité*, autrefois admises comme principes « distincts de la matière brute, ne sont des prin « cipes. »

Cherchons maintenant le mot *Matière* et nous lisons : « *Matière organisée.* — On donne le nom de « matière ou substance organisée à toute matière vi « vante ou ayant vécu, formée par union moléculaire « ou dissolution réciproque de principes immédiats « nombreux. » Un peu plus loin les auteurs laissent échapper cet aveu : « Nous ne pouvons pas faire de « substance organisée susceptible de vivre, c'est « toujours d'un être qui vit ou a vécu qu'elle tire « origine ; et cet être, en remontant la série des « temps, on ne sait pas d'où il vient, quels sont le « mode, la cause, les conditions de sa formation « première. » En un mot la vie est l'ensemble des propriétés inhérentes à la matière organisée et l'organisation de la matière est inhérente à la vie. Cela ressemble fort à une pétition de principes.

Tout autre est la conception des spiritualistes et des vitalistes, qui ne saurait être résumée d'une façon plus brillante et plus concise que par ces deux vers, quoique le fond de la pensée du poëte ne soit pas tout à fait celui de la nôtre :

> Spiritus intus alit, totamque infusa per artus
> Mens agitat molem et magno se corpore miscet.

Les diverses écoles ne diffèrent que sur le sens précis à attribuer aux mots *spiritus* et *mens*. Pour Stahl et les animistes c'est l'âme elle-même ; pour les vitalistes et l'école de Montpellier c'est un principe à la fois distinct du corps et de l'âme intelligente, qui préside aux fonctions et aux maladies ; pour les unitaires, parmi lesquels se range le Dr Jousset et dont j'adopte pleinement la manière de voir, le principe vital ou animateur est uni à la matière inorganique de manière à former avec elle un tout indissoluble, et il est impossible de les séparer dans l'observation des phénomènes. « L'homme, « comme tous les êtres vivants, forme donc une « unité parfaite, et les actes physiologiques, comme « les maladies, ne sont ni de l'âme ni du corps séparément, mais de la substance tout entière de « l'homme, ce que l'ancienne philosophie avait tra-

« duit par ces deux axiomes : *Actiones et passiones*
« *sunt compositi* (1). »

Il se manifeste chez les philosophes d'aujourd'hui
une tendance nouvelle, qui aurait pour résultat de
supprimer la vie par un procédé inverse de celui du
matérialisme ; elle consiste à l'accorder à l'univers
entier. Si j'ai bien compris la pensée de M. Izoulet,
l'univers serait un immense être vivant, dont les
astres seraient en quelque sorte les éléments anatomiques et nous les microbes. On ne peut mécon-
naître à cette conception un caractère grandiose et,
après tout, elle n'a rien d'invraisemblable. Seulement
ment pour nous, pauvres bactéries, qui n'avons à
nous occuper que de nous-mêmes, elle recule la
difficulté sans la résoudre. En admettant que la
cellule plus ou moins géante sur laquelle nous
prenons nos ébats soit vivante, elle vit à sa manière
et nous vivons, nous, d'une manière différente, qui
nous est toute personnelle. En vertu de quoi la
matière passe-t-elle d'un *modus vivendi* à l'autre?

Etudions maintenant la doctrine d'Hahnemann et
nous verrons que rien n'est moins mystique, moins
conjectural ni plus mal compris que son enseignement. Je vous accorde que son style est souvent
diffus et emphatique, et que dans l'ardeur de la
polémique ses expressions dépassent quelquefois sa
pensée ou en altèrent la précision ; aussi peut-on

---

(1) Dr P. Jousset. *Éléments de pathologie et de thérapeutique générales*, p. 19.

dire de lui ce que Littré a dit d'Hippocrate : « Pour
« peu qu'on se familiarise avec les livres hippocra-
« tiques... on y reconnaît une méditation profonde
« qui s'est emparée du sujet tout entier, *une précision*
« *qui est beaucoup plus dans la pensée que dans l'ex-*
« *pression* et un style qui a pour caractère la gravité
« et la fermeté (1). »

En effet, sa pensée est toujours claire et il est
généralement facile de la dégager quand on se
donne la peine de confronter les nombreux traités
dans lesquels il s'est occupé de la question.

Ces prémisses étant posées, voyons ce qu'Hahnemann pense de l'être vivant : 1° à l'état de santé,
2° à l'état de maladie, 3° à l'état de médicamentation. C'est ce que les premiers homœopathes appelaient le dynamisme vital, le dynamisme morbide
et le dynamisme médicamenteux. En trois mots,
quels sont les principes d'Hahnemann en physiologie,
en pathologie, en pharmacodynamie ?

II

L'être vivant à l'état de santé.

Qu'est-ce que la vie et quels sont ses attributs?
Hahnemann répond dans l'*Organon* (§ 10) : « L'orga-
« nisme matériel, supposé sans force vitale, ne peut

---

(1) Œuvres d'Hippocrate, t. IV, p. 644.

« ni sentir ni agir ni rien faire pour sa propre con-
« servation. »

Déjà en 1813 il avait dit moins laconiquement :
« Dans l'organisme règne une force fondamentale,
« ineffable et toute-puissante, qui anéantit toute
« tendance des parties constituantes du corps à se
« conformer aux lois de la pression, du choc, de la
« force d'inertie, de la fermentation, de la putré-
« faction, etc., et qui les soumet uniquement aux
« lois merveilleuses de la vie, c'est-à-dire les
« maintient dans l'état de sensibililé et d'activité
« nécessaire à la conservation du tout vivant dans
« un état dynamique presque spirituel (1). » Voilà
qui le sépare nettement du matérialisme.

Quelle est la nature de cette force? Hahnemann
commence par nous mettre en garde contre les
vaines spéculations et affirme avec raison que
l'essence et la nature des choses nous seront toujours
inconnues : « Nous ne pouvons connaître la vie que
« d'une manière empirique, par ses manifestations
« ou phénomènes, et il est absolument impossible de
« s'en faire une idée *a priori*, par des spéculations
« métaphysiques (2). » Dans son traité sur la *Valeur
des systèmes en médecine considérés surtout eu égard
à la pratique qui en découle*, il s'exprime avec
beaucoup d'énergie :

---

(1) Esprit de la doctrine homœopathique, *L. C.*, t. 1,
p. 259.

(2) Esprit de la doctrine homœopathique, *L. C.* p. 258.

« On ne fait que l'entrevoir de loin, mais elle
« échappe à toutes nos investigations, à toutes nos
« perceptions. Nul mortel ne connaît le substratum
« de la vitalité ou la disposition intime *a priori* de
« l'être vivant. Nul mortel ne peut approfondir un
« pareil sujet, ni seulement même en décrire
« l'ombre ; qu'elles parlent en prose ou en vers, les
« langues humaines n'expriment à cet égard que
« des chimères ou du galimatias (1) »

Cependant, pourrions-nous lui répondre, puisque
vous reconnaissez vous-même l'existence de la vie,
puisque vous avez pris soin d'en déterminer les
attributions, vous devez nous dire ce que vous en
pensez. D'autres que vous l'ont étudiée et lui ont
assigné un rang dans la nature. Croyez-vous,
comme Stahl, que l'âme et la vie soient une même
chose ? Non. Il les sépare nettement dans le § 9 de
l'*Organon* :

« Dans l'état de santé, la force vitale qui anime
« dynamiquement la partie matérielle du corps
« exerce un pouvoir illimité. Elle entretient toutes
« les parties dans une admirable harmonie vitale,
« sous le double rapport du sentiment et de l'activité,
« de manière que l'*esprit doué de raison* qui réside
« en nous, peut librement employer ces instruments
« vivants et sains pour atteindre au but élevé de
« existence. » L'âme ou esprit doué de raison est
donc distinct de la vie, dont le rôle se borne à mettre

---

(1) Etudes de médecine homœopathique, t. I, p. 419.

à son service des organes sains. Dans ce passage Hahnemann se rapproche de de Bonald, qui appelle l'homme une intelligence servie par des organes.

Il n'est donc pas animiste. Est-il vitaliste dans le sens de l'Ecole de Montpellier, et considère-t-il l'âme comme un principe immatériel, distinct de l'âme et du corps ? Non, car il dit dans le même traité sur la valeur des systèmes :

« Tantôt on imaginait un principe *spirituel* diri-
« geant et dominant toutes les actions de l'organis-
« me dans l'état de santé et dans celui de maladie...
« Tantôt enfin on appliquait au corps humain les
« vieilles idées mystiques qui se rattachent au nom-
« bre trois (1). » Le ton de ce passage nous indique bien clairement qu'Hahnemann n'approuve pas ceux dont l'imagination a enfanté ce principe spirituel.

Il n'est donc ni animiste, ni vitaliste, ni matéria-
liste. Serait-il unitaire ? Oui certes, et sa profession de foi ne permet aucun doute à cet égard. Il dit et il répète que la vie n'est pas une entité réelle, ayant son existence propre ; elle est un être abstrait :
« Ce qui unit les parties vivantes du corps humain
« de manière à en faire un si admirable organisme,
« ce qui les détermine à se comporter d'une manière
« si directement contraire à leur primitive nature
« physique ou chimique, ce qui les anime ou les
« pousse à de si surprenantes actions automatiques,
« *cette force fondamentale ne peut point être repré-*

(1) Etudes de médecine homœopathique, t. I, p. 416.

« *sentée comme un être à part* (1). » Il va plus loin
encore, et dans le § 15 de l'*Organon*, il affirme que
l'organisme et le principe vital sont inséparables :
« L'organisme est bien l'instrument matériel de la
« vie, mais on ne saurait pas plus le concevoir non
« animé par la force vitale sentant et gouvernant
« d'une manière instinctive que *cette force vitale ne*
« *peut être conçue indépendamment de l'organisme.*
« *Toutes deux ne font qu'un quoique notre esprit*
« *partage cette unité en deux idées*, mais unique-
« ment pour sa propre commodité. »

Voici maintenant un passage qu'on croirait écrit
par Claude Bernard, tant il se rapproche, par le
style et par la pensée, des œuvres des physiologistes
modernes. On y lit pour la première fois le mot
biologie expérimentale, créé par Hahnemann, il y a
près de 90 ans :

« Par conséquent tout ce que le médecin peut
« savoir de son objet, l'organisme vivant, tout ce
« qu'il a besoin d'en savoir, se borne à ce que les
« sages d'entre nous, un Haller, un Blumenbach,
« un Wrisberg, un Burdach, ont entendu sous le
« nom de physiologie, et ce qu'on pourrait appeler
« *biologie expérimentale*, c'est-à-dire aux phéno-
« mènes appréciables pour nos sens du corps hu-
« main en santé, considérés isolément et dans
« leurs connexions (2).

---

(1) Valeur des systèmes en médecine, etc., *L. C.* t. I, p. 416.
(2) Valeur des systèmes en médecine, *L. C.* t. I, p. 419,
420.

Quel est le siège de la vie? D'où partent les impulsions qui mettent en mouvement notre machine si compliquée? Est-ce du cerveau, du cervelet, du grand sympathique? Est-ce de la glande pinéale, comme le croyait Descartes? Est-ce du cœur, *primum saliens* et *ultimum moriens* ? Question oiseuse. La vie n'a pas de siège; elle est partout et nulle part. Hahnemann dit dans l'*Organon* que le « principe de la vie est répandu « partout dans notre intérieur »; et, dans l'*Esprit de la doctrine homœopathique*, il affirme encore plus nettement « que les substances matérielles dont l'or- « ganisme humain est composé... sont alors animées « et vivantes. comme le tout est animé et vivant (1)».

Le langage d'Hahnemann n'a pas été toujours aussi précis. Il a souvent qualifié la force vitale de spirituelle et d'immatérielle, d'intelligente et d'aveugle. Ces fluctuations sont sans doute regrettables, mais faut-il lui en faire un grand crime? Vous savez ce qu'il faut penser de l'épithète *spirituelle*, puisque je vous ai cité un passage où il l'a formellement désavouée. Du reste, on trouve presque toujours dans le texte allemand l'expression *geistartig*, qui signifie *à l'instar des esprits* et non *de la nature des esprits*. Aussi les traducteurs ont-ils traduit ce mot par *presque* spirituel, et ils ont eu raison, car Hahnemann n'a jamais voulu dire autre chose que ceci : que la vie se comporte à la

____

(1) Etudes de médecine homœopathique, t. I, p. 258.

façon des esprits; il n'a pas voulu préciser sa nature.

Quant à l'expression immatérielle, il est bien évident, d'après le texte et le contexte, qu'Hahnemann l'a entendue dans le sens où on l'entendait de son temps, celui d'une chose qui ne peut être perçue par aucun de nos sens. La vie est évidemment dans ce cas, puisqu'elle ne se manifeste pas à nous matériellement et que notre esprit ne peut en dégager la notion que par abstraction. En cela il est d'accord avec Buffon, car d'après le grand naturaliste « on ne connaît les forces qui animent l'uni« vers que par le mouvement et par ses effets ; ce « mot même de forces ne signifie rien de matériel « et n'indique rien de ce qui peut affecter nos or« ganes, qui cependant sont nos seuls moyens de « communication avec la nature ».

Du reste, les limites du matériel et de l'immatériel sont-elles si nettement tracées qu'on les puisse facilement distinguer ? Savons-nous même exactement ce qu'est la matière ?

« Qu'est-ce que la matière et pourquoi accepter « l'idée abstraite de *matière* pour éviter d'accepter « l'idée abstraite de *force* ? Qui a jamais isolé la « matière ? .. Jamais, dans la nature, l'observation « n'a fait constater autre chose que des corps orga« nisés et des corps inorganiques ; et la matière est « une abstraction au même titre que le principe « animateur (1). »

---

(1) Dr P. Jousset. Eléments de pathologie et de thérapeutique générales, p. 21.

III

L'être vivant à l'état de maladie.

De la notion de l'homme à l'état de santé découle tout naturellement celle de l'homme à l'état de maladie. Hahnemann s'est déclaré dynamiste en physiologie, dynamiste il s'est montré en pathologie. Il ne faut pas oublier qu'au moment où il publiait ses découvertes et sa doctrine le monde médical professait des idées opposées, les physiologistes étaient matérialistes et les médecins organiciens. On ne voyait en l'homme que des organes sains et des organes malades, notion absurde qui rompait l'unité de l'être vivant, le mutilait pour ne livrer à nos recherches que des tronçons épars et qui, ne proposant à notre idéal que la découverte des lésions, nous inspirait fatalement une prédilection fâcheuse pour les recherches anatomiques et la pratique des autopsies. Aussi le médecin en était arrivé à considérer comme incomplète toute observation qui n'était pas enrichie par la confirmation *post mortem* des lésions diagnostiquées sur le vivant. Alors nous perdions peu à peu de vue notre vocation naturelle, qui est de guérir, pour nous abaisser au rôle de spectateur trop souvent désarmé, et de prophète impuissant, qui ne sait que prédire les catastrophes qu'il est incapable de conjurer. C'est contre cette tendance funeste des esprits qu'Hahnemann n'a cessé de protester. Aussi se préoccupe-t-il sans cesse, en pathologie, de mettre la vie au premier plan. Maintenant qu'il a établi qu'elle ne fait qu'un avec le corps, il ne parle plus que secondairement de celui-ci, qui est l'objet des préoccupations exclusives de ses adversaires.

« L'état de l'organisme dépendant donc unique-
« ment de celui de la vie qui l'anime, il s'ensuit
« que le changement auquel nous donnons le nom
« de maladie est également, non point un effet chi-
« mique, physique ou mécanique, mais le résultat
« de modifications dans la manière vivante dont
« l'homme sent et agit, c'est-à-dire un changement
« dans les propriétés des principes constituants
« matériels du corps (1) ». L'opinion d'Hahnemann est basée sur les faits et confirmée par eux, car toutes les maladies sans une seule exception possible (abstraction faite des traumatismes), commencent par des phénomènes d'ordre vital, c'est-à-dire par des troubles dans notre manière de sentir et d'agir ; les lésions anatomiques sont toujours les dernières dans l'ordre chronologique. Le plus vulgaire bon sens nous avertit qu'il ne saurait en être autrement.

Pas plus que la vie la maladie n'est un être à part, ayant une existence propre, isolable du corps qui en souffre et venant se superposer et

____

(1) Esprit de la doctrine homœopathique, *L. C.*, p. 259.

s'incorporer à lui. « *La maladie*, inabordable aux
« procédés mécaniques de la chirurgie, *n'est point*,
« comme les allopathistes la dépeignent, *une chose*
« *distincte du tout vivant*, de l'organisme et de la
« force vitale qui l'anime, cachée dans l'intérieur
« et toujours matérielle, quelque degré de subtilité
« qu'on veuille bien d'ailleurs lui attribuer (1) ».
Enfin voici un passage dans lequel il est impossible
d'être plus unitaire en pathologie comme en physiologie : «L'unité de la vie des organes et leur concours
« dans un but commun permettent difficilement à
« une maladie quelconque d'être ou de rester pure-
« ment locale, de même qu'il n'est pas possible que
« l'action d'un médicament quelconque demeure
« locale ou que le reste du corps n'y prenne aucune
« part (2).

Par conséquent lorsque Hahnemann dit que la
vie est la première à subir l'action des causes morbifiques, il ne veut pas dire qu'elle la subit isolément et que le corps ne participe pas, dès le
principe, à la maladie. Il ne saurait penser ainsi
sans entrer en contradiction avec lui-même, puisqu'il enseigne que les maladies ne se révèlent à nous
que par des symptômes, c'est-à-dire par des phénomènes accessibles à nos sens. Il veut dire tout simp-
plement que les premiers signes auxquels on recou-
naît que l'être vivant est devenu malade sont des

---

(1) *Organon*, § 13.
(2) Médecine de l'expérience, *L. C.*, t, I, p. 304, note.

altérations de ses propriétés vitales, c'est-à-dire de celles par lesquelles il se distingue des corps inorganiques ; ce sont des altérations de la sensibilité et des troubles fonctionnels.

Il n'y a donc pas une force particulière, qu'on puisse appeler force morbide, mais il y a un être vivant, qui se comporte différemment suivant les conditions du milieu qui l'entoure. Le passage suivant des commentaires de l'Organon exprime ce qu'on peut dire de mieux sur cette question.

« Lorsque le fondateur de l'homœopathie parle
« de l'action dynamique des causes morbides, il en-
« tend indiquer la modification générale imprimée
« par ces causes à l'organisme ; *il n'entend pas leur*
« *attribuer une force vitale leur appartenant en propre*,
« c'est-à-dire leur accorder une propriété autre que
« celles reconnues à la matière.

« Indépendamment des propriétés générales de la
« matière, tout agent susceptible de modifier la
« force vitale au point de développer une maladie
« n'agit point par ses qualités physiques ou chi-
« miques, mais le plus souvent par une sorte *d'in-*
« *fection* par ses propriétés pathogénétiques... En
« parlant de l'action dynamique des causes mor-
« bides, il faut donc entendre la modification à la
« force vitale imprimée par les agents extérieurs,
« sans accorder à ceux-ci une force particulière
« qui serait de même ordre que le dynamisme hu-
« main (1) »

____

(1) Léon Simon père, *L. C.*, p. 325.

On rencontre dans les œuvres d'Hahnemann une
expression qui m'a souvent surpris. Il dit que la
maladie consiste en un *désaccord* de la force vitale,
« qu'il n'y a que la force vitale *désaccordée* qui pro-
« duise les maladies (1) ». On peut se demander en
quoi consiste le désaccord dans une force qui,
de par sa nature est simple, car on ne saurait le
comprendre qu'entre les parties d'nn être composé.
Dans le texte allemand la pensée de l'auteur est
bien claire. Il a employé le mot *Verstimmung*, qui a
un sens musical et exprime l'état d'un instrument
qui n'est plus au diapason, par exemple d'un piano
qui est devenu faux et qu'il faut accorder de nouveau. Hahnemann s'est souvenu qu'on avait comparé le corps humain à une lyre. Dans l'état de
maladie la lyre vivante ne vibre plus convenablement, on n'en peut tirer que de fausses notes et des
sons discordants, le concert harmonieux de nos
fonctions a fait place à une série d'actes mal coor-
donnés, qui affligent et blessent tous nos sens.

IV

L'être vivant à l'état de médicamentation.

Le médicament n'est pas un être abstrait comme
le principe vital et comme la maladie. C'est un être

------

(1) Organon, § 12.

concret, qu'on introduit dans l'être vivant et qui
n'agit sur lui que par son contact. Quelle est son
action ? Nous avons vu qu'elle est double, car elle
est pathogène sur l'homme bien portant et curative
sur le malade. Mais, comme je vous l'ai dit dans
notre première leçon, ces deux résultats opposés
sont la conséquence d'une seule et même propriété,
celle de modifier l'être vivant. En réalité le seul
pouvoir essentiel du médicament est le pouvoir pathogène; le pouvoir curatif ne peut être que transi-
toire comme l'état de maladie sur lequel il s'exerce.
« La puissance du médicament qui guérit la ma-
« ladie chez les malades est la même que celle qui
« fait exciter des symptômes morbides chez l'homme
« en pleine santé. La différence du résultat dans ces
« deux cas dépend uniquement de celle de l'objet à
« modifier (1). »

Comment le médicament opère-t-il ? Il opère
dynamiquement. Cette conclusion devait découler
tout naturellement de la notion de l'homme à l'état
de santé et à l'etat de maladie telle qu'Hahnemann
la concevait. « Les maladies n'étant que des altéra-
« tions dynamiques de l'état de notre organisme et
« du caractère de notre vie, il n'est pas non plus
« possible aux hommes de les anéantir autrement
« qu'au moyen de puissances et de forces qui soient
« également capables de produire des modifications

______

(1) Esprit de la doctrine homœopathique, *L. C.*, t. I,
p. 263.

« dynamiques dans l'état de l'organisme (1). »

Vous savez que l'état dans lequel le médicament agit le mieux est l'état infinitésimal, dans lequel il ne possède plus de propriétés physiques, chimiques ni organoleptiques. Alors, puisqu'il n'agit ni en raison de sa masse, ni physiquement, ni chimiquement, comment voulez-vous qu'il agisse sinon dynamiquement ? Je ne vois pas ce qu'on peut reprocher à cette expression, si ce n'est d'être bien moins significative au fond qu'en apparence. Du reste Hahnemann n'a pas été le seul à l'employer ; il est même possible qu'il l'ait empruntée à Cullen, qui a dit : « La plupart des médicaments agissent primitive- « ment sur l'estomac, mais, en vertu des nombreuses « sympathies de ce viscère, ils agissent *dynamique- « ment* et non matériellement sur toutes les parties « du corps. »

Trousseau a exprimé la même opinion, qu'il a sans doute empruntée à Hahnemann comme il lui a emprunté la médecine substitutive. Voici les paroles prononcées par lui à l'Académie de médecine en 1859 au sujet des laits médicamenteux et de l'opportunité de traiter les mères syphilitiques pour préserver de la vérole l'enfant qu'elles portent dans leur sein : « Il est permis d'admettre que le lait « mercurialisé, indépendamment du mercure qu'il « contient, de sa *quantité*, passe dans le fœtus revêtu

---

(1) Esprit de la doctrine homœopathique, *L. C.*, t. I, p. 261.

« de certaines *qualités dynamiques* qui modifient à
« leur tour l'organisme de l'enfant de telle manière
« qu'il puisse triompher de la vérole ; et les *qualités*
« *dynamiques* dérivent elles-mêmes de la modifica-
« tion *dynamique* imprimée à l'organisme maternel
« par l'action *dynamique* du mercure. »

Les médecins allopathes d'aujourd'hui pensent à
peu près de même et, s'il faut en croire la *Gazette
des hôpitaux*, l'action médicatrice a quelque chose
de surhumain et d'occulte. Voici ce que j'ai lu dans
cette revue il y a moins d'un an : « Il n'y a pas de
« médecins et de malades qui ne soient fermement
« convaincus que les eaux minérales, élaborées dans
« les profondeurs de la terre par une chimie mys-
« térieuse qui ne nous a point révélé ses secrets,
« sont douées d'une puissance médicatrice occulte,
« surhumaine et très supérieure à ce que nous in-
« ventons dans nos officines pharmaceutiques. Il y
« a bien des raisons pour qu'il en soit ainsi. Elles
« sont même si nombreuses que l'agent particulier
« qui prédomine dans telle ou telle eau thermale au
« point de la qualifier et de la classer ne joue sou-
« vent qu'un rôle très accessoire dans la médication
« balnéaire. » Vous m'avouerez que ceux qui croient
à une puissance médicatrice occulte et surhumaine
n'ont pas le droit de repousser le dynamisme
médicamenteux. Mais je vous répèterai à propos
des agents curatifs ce que le commentateur de l'Organon a dit à propos des maladies : Lorsque le fondateur de l'homœopathie parle de l'action dyna-

mique de ces agents, il entend indiquer la modification générale imprimée par eux à l'organisme, sans leur accorder une force particulière qui serait de même ordre que le dynamisme humain. Il n'y a pas une force médicatrice spéciale, indépendante, dont le remède soit le véhicule ; mais celui-ci a la pouvoir de modifier l'organisme vivant et de le modifier dans ses propriétés vitales, c'est-à-dire dans sa manière de sentir et d'agir ; chacun le modifie différemment suivant son individualité. Il agit comme les causes morbifiques, par une sorte d'*infection*. Dès 1837, Gross a déclaré qu'il fallait admettre une sorte d'infection médicamenteuse et vous avez vu tout à l'heure qu'il était question dans les commentaires de l'Organon d'une infection morbide. N'est-il pas surprenant que nos contemporains, qui font jouer aujourd'hui un si grand rôle à l'infection, aient été devancés par des homœopathes depuis plus d'un demi-siècle ?

Il y a une conclusion pratique à tirer des notions précédentes, Hahnemann la formule en ces termes : « La nécessité de faire prendre une dose très faible « ressort de ce qu'ici la puissance dynamique du « médicament arrive au but, non par la quantité, « mais par la virtualité et la qualité (1). » Vous voyez que lorsque Peter a dit que l'action de certains médicaments était plutôt qualitative que

______

(1) Esprit de la doctrine homœopathique, *L. C.*, t. I, p. 279.

quantitative, il n'a rien inventé ; Hahnemann et Aug. Rapou avaient dit la même chose dans les mêmes termes avant qu'il fût au monde.

Tels sont les enseignements d'Hahnemann sur la physiologie, la pathogénie et la pharmacodynamie. Le commentaire suivant de l'Organon me paraît les résumer de la façon la plus parfaite, à la condition que vous teniez compte des éclaircissements que je viens de vous donner :

« En résumé, l'homme est un être vivant. Comme « tel, il ne se passe rien en lui, qui puisse être « rapporté à l'état de santé ou de maladie, qui n'ait « la vie pour racine et pour point de départ. Le « dynamisme humain devient donc la loi suprême de « tous les actes physiologiques qui se passent en lui. « Lorsque l'homme tombe malade, c'est la vie hu- « maine qui est sortie de son rythme normal. Lors- « que l'homme revient à la santé, c'est encore la « vie qui revient à ses conditions régulières. L'in- « fluence sous laquelle s'opère ce retour à la santé « n'est à son tour ni une action physique, ni une « opération chimique, mais une action dynamique « produite par la force pathogénétique que recèlent « les agents thérapeutiques, force distincte des au- « tres forces et qui constitue la vertu de chaque médi- « cament. Voilà le dynamisme hahnemannien (1). »

Puissè-je vous avoir convaincus que dans ce qui précède il n'y a rien de conjectural ni d'utopique.

----

(1) Léon Simon père, *L. C.*, p. 340.

Les ennemis d'Hahnemann l'ont dépeint comme un rêveur, un mystique, enclin aux spéculations métaphysiques les plus hasardées. C'est exactement le contraire qui est vrai. Il avait le sens pratique très développé et son esprit, admirablement doué pour les sciences d'observation, n'aimait pas à s'aventurer dans le domaine des sciences purement spéculatives. S'il a été un audacieux en médecine pratique, c'est-à-dire en matière médicale, en posologie et en thérapeutique, on peut dire qu'en métaphysique il a été un timide.

Ve LEÇON

PATHOLOGIE D'HAHNEMANN
MALADIES CHRONIQUES

Messieurs,

En étudiant la physiologie d'Hahnemann, nous avons vu combien son esprit pratique répugnait aux sciences purement spéculatives, à ce qu'il appelait trop sévèrement « la futilité des spéculations « métaphysiques auxquelles l'expérience ne prête « pas d'appui. » Il en résulte qu'il s'est montré aussi timide comme métaphysicien que rigoureux comme logicien, sagace comme observateur et hardi comme praticien. Nous allons retrouver dans sa pathologie la même hardiesse et la même timidité.

Je vais vous exposer successivement sa notion de la maladie, son étiologie, sa classification et sa nosographie. Ensuite nous discuterons ce qu'elles peuvent avoir de fondé ou de contestable.

I

Définition de la maladie

On chercherait vainement dans les œuvres d'Hahnemann une véritable définition de la maladie. Il ne faut pas en conclure qu'il pense que celle-ci n'existe pas. Il dit bien que l'ensemble des signes appréciables, c'est-à-dire des symptômes, représente la maladie dans toute son étendue, qu'il en constitue la forme véritable, la seule que l'on puisse concevoir ; que la totalité des symptômes est la principale ou la seule chose dont le médecin doive s'occuper. Cela ne veut pas dire que la maladie n'est autre chose qu'un agrégat de symptômes. Il dit au contraire qu'elle « a pour fondement un stimulus « particulier, contre nature, qui trouble les fonc- « tions et le bien-être de nos organes ». Seulement il ne veut pas s'engager plus avant dans l'étude de ce stimulus et il trouve que nous n'avons pas besoin d'en savoir plus long pour guérir nos malades. Mais depuis plus de cinquante ans qu'il est mort son école n'est pas restée stationnaire et elle a tâché d'esquisser plus nettement ce qu'il n'avait fait qu'ébaucher. J.-P. Tessier père, qui, avant de venir à nous, était médecin des hôpitaux de Paris, avait eu le temps de faire ses preuves comme clinicien et comme pathologiste. Il a su grouper autour de lui une pléiade de travailleurs intelligents et laborieux, qui a fondé en 1855 l'*Art médical,* une des plus anciennes revues homœopathiques existant aujourd'hui. Cette école de l'*Art médical* s'est toujours adonnée avec ardeur à la pathologie, aussi était-il réservé au Dr P. Jousset de donner la meilleure sinon la seule définition que je connaisse de la maladie ; la voici : « La maladie « est un état du composé vivant, caractérisé par un « ensemble de symptômes et de lésions soumis à « une évolution déterminée (1). » La première partie de cette définition est l'expression, sous une forme concise, de la pensée d'Hahnemann ; la seconde, en y ajoutant l'idée d'évolution dont celui-ci n'avait pas parlé, complète la notion de la maladie de telle façon qu'elle ne laisse plus rien à désirer.

II

Etiologie

La maladie étant définie, voyons quelles en sont les causes. Hahnemann, comme tous les médecins, en reconnaît deux sortes : les causes occasionnelles et les causes fondamentales. Les occasionnelles, ce sont les mille et une contingences dont notre vie est semée : le froid et le chaud, le sec et l'humide,

---

(1) *Éléments de pathologie et de thérapeutique générales,* p. 25.

l'excès et l'insuffisance de nourriture, la fatigue,
les veilles, les émotions, etc. Les fondamentales
sont beaucoup moins évidentes mais non moins certaines et Hahnemann, malgré son aversion pour ce
qui est inaccessible à nos sens, ne les a jamais con-
testées, car nous lisons dans la *Médecine de l'expérience* (1) : « Point d'effet sans cause. Les maladies
« ont donc aussi leurs causes, quelque cachées
« qu'elles soient pour nous dans la plupart des cas. »
C'est à ces causes fondamentales qu'il donne le nom
de miasmes, expression mal choisie et surtout mal
appliquée, car Hahnemann a confondu sous cette
dénomination générique et les véritables miasmes,
c'est-à-dire des émanations telluriques ou aériennes,
et les virus qui sont des produits pathologiques,
conformément à la définition qu'en ont donnée Littré
et Robin dans leur dictionnaire : « On donne le nom
« de virus aux substances organiques d'une humeur
« quelconque ayant subi, par catalyse isomérique,
« une modification telle que, sans que les carac-
« tères physico-chimiques soient notablement chan-
« gés, elles ont pris la propriété de transmettre la
« modification acquise aux substances organiques
« avec lesquelles elles sont mises en contact. »

En vertu même de cette définition le virus est un
effet plus encore qu'une cause, car il faut que l'individu soit malade préalablement pour que ses humeurs deviennent virulentes. Il y a donc encore

---

(1) *Études de médecine homœopathique*, t. I, p. 292.

autre chose qui modifie les humeurs normales et les transforme en virus ; c'est ce quelque chose qui est la véritable cause morbide, cause que nous ne pouvons connaître directement.

L'étiologie du fondateur de l'homœopathie diffère donc essentiellement de celle de ses contemporains en ce qu'elle rejette tout ce qui est conjectural et ne peut être contrôlé par les faits. Il rejette avec raison l'incitation, le relâchement et la contraction de la fibre, l'humorisme, le solidisme et l'iatrochimie. Sans se perdre dans des divagations plus ou moins prétentieuses, il voit dans le malade un être infecté par un miasme ou un virus et son étiologie se rapproche en cela de celle qui est en vogue aujourd'hui. Redoutant toujours les considérations spéculatives qu'on ne peut pas contrôler, il se contente de distinguer ces miasmes et virus d'après leurs effets ; il les divise tout simplement en aigus et chroniques.

Quelle est leur origine ? « Je ne sais rien de l'origine « des virus chroniques et personne dans la science « n'en sait plus que moi ; mais je ne leur connais « que deux origines possibles : ou l'humanité en a « reçu le germe en naissant, ou l'homme en a puisé « la source dans l'ordre naturel qui lui sert de mi- « lieu ambiant (1) ». La première de ces deux hypothèses soulève la question de la chute originelle de

---

(1) Léon Simon père. *Cours de médecine homœopàtique* (1835), p. 305.

l'homme. Pour ma part, je ne doute pas un seul instant de cette chute originelle, mais je ne m'appesentirai pas sur ce sujet, parce qu'il m'entraînerait trop loin de mon cadre et de ma compétence. Je vous dirai seulement qu'il faut admettre les deux origines indiquées par mon aïeul, car il y a des causes de maladie en nous-mêmes et en dehors de nous ; seulement il n'est pas toujours facile d'établir la part qui revient à chacune d'elles.

III

Classification

La classification pathologique d'Hahnemann repose sur la distinction des causes fondamentales, des miasmes, qu'il divise, comme je vous l'ai dit, en aigus et chroniques, d'après la nature et l'évolution de leurs effets. Les miasmes aigus sont ceux qui produisent des états morbides à évolution rapide et pouvant se terminer naturellement par la guérison.

Il subdivise les maladies aiguës en trois catégories :

1º Celles qui attaquent des hommes isolés à l'occasion de causes nuisibles dont ils ont eu à supporter l'influence, comme le coryza, la bronchite, le rhumatisme articulaire aigu ;

2º Celles qui attaquent plusieurs individus à la fois et se développent çà et là (sporadiquement) sous l'empire d'influences météoriques ou telluriques dont un petit nombre d'hommes sont disposés à ressentir l'action;

3° Les maladies épidémiques et contagieuses, qu'il subdivise en : *Maladies infectieuses* (il n'a pas prononcé le mot mais il a clairement indiqué la chose); ce sont des fièvres de nature spéciale et « comme « les cas individuels qui s'en manifestent ont la « même origine, constamment aussi elles mettent « ceux qu'elles atteignent dans un état morbide « identique partout, mais qui, abandonné à lui- « même, se termine en un assez court espace de « temps par la mort ou la guérison. La guerre, les « inondations et la famine sont fréquemment les « causes de ces maladies (1) ». *Maladies contagieuses proprement dites*, qui dépendent de miasmes aigus, dont les unes n'attaquent l'homme qu'une seule fois dans sa vie, comme la variole et la scarlatine, les autres peuvent l'atteindre à plusieurs reprises, comme la grippe et le choléra.

Les maladies chroniques sont celles qui, peu distinctes et souvent même imperceptibles au début, saisissent l'organisme chacune à sa manière et l'éloignent peu à peu de l'état de santé à un point tel qu'il ne peut plus leur résister et qu'elles entraînent fatalement sa destruction. Elles proviennent de « l'infection par un miasme chronique ».

Hahnemann les subdivise en deux catégories : les

---

(1) Organon, § 73.

vénériennes et les non vénériennes. Dans les premières il range la syphilis et la sycose, dans les secondes la psore.

A ces deux catégories il en ajoute une troisième, qu'il appelle les fausses maladies chroniques. Il y en a de deux sortes :

1° Les maladies médicinales, causées par l'abus des médicaments héroïques, s'aggravant par la répétition des doses et cédant à l'action des antidotes ; le type de ce genre d'affection est la morphinomanie. On peut y ajouter l'alcoolisme et les maux causés par l'abus du tabac et du café ;

2° Les maladies qui dépendent des conditions nuisibles au milieu desquelles l'homme est appelé à vivre et dont l'action continue finit par troubler gravement la santé.

La scrofule et la tuberculose ont souvent cette origine, ainsi que les intoxications professionnelles par le plomb, le mercure, le sulfure de carbone, l'aniline.

Les fausses maladies chroniques sont beaucoup plus fréquentes qu'on ne croit. En voici quelques exemples typiques :

J'ai eu pour client un ingénieur, père de quatre enfants, qui a perdu en peu de temps toute sa fortune. On pouvait reconnaître à la santé de ses enfants le mauvais état de ses affaires. Son fils aîné a eu des engorgements des ganglions cervicaux, dont un a suppuré. Le cadet, lorsqu'il a atteint l'âge de 16 à 17 ans, a eu le tort de grandir de plus de 10 centi-

mètres en moins d'un an et n'a pas tardé à avoir de
la fièvre hectique et tous les signes d'une tuberculose pulmonaire, localisée surtout à gauche. J'ai pu
obtenir qu'il passât trois ans de suite quatre mois à
Dinard et il a recouvré la santé. Maintenant ses
frères et lui ont des professions, de sorte que la
situation de la famille est devenue tolérable et les
tempéraments de ses membres sont devenus normaux.

L'année dernière, j'ai vu une jeune femme récem-
ment accouchée, logée dans un appartement d'une
petitesse dérisoire, dont les fenêtres donnaient sur
une cour sombre et étroite. Dans ce taudis logeaient
la jeune mère avec le nouveau-né, un autre enfant
et son mari. La fièvre hectique se déclara peu de
jours après l'accouchement, le retour de couches
ne parut pas et au bout de deux mois la malade
était manifestement phtisique. Si elle était restée
dans ces conditions elle n'aurait pas vécu six mois.
Sur mes instances on la transporta à Neuilly, chez
sa belle-mère, où elle se rétablit peu à peu. Actuellement elle vit dans des conditions hygiéniques con-
venables et elle jouit d'une bonne santé.

Voici un exemple encore plus intéressant. Je
soigne depuis longtemps à la consultation de l'hôpital Hahnemann une jeune fille employée dans une
grande maison de modes où, entre parenthèses, on
est traité assez durement. Il y a plusieurs années, je
la vis pâlir, maigrir, avoir des désordres menstruels,
quelquefois de véritables hémorrhagies utérines.

Peu à peu se développa dans la fosse iliaque une tumeur lisse, globuleuse, assez mal limitée, qui atteignit au moins le volume du poing. Cela dura environ dix-huit mois. Alors je conseillai de consulter un chirurgien et l'on me dit qu'on irait voir Verneuil. Je crois qu'on n'en fit rien. Je restai quelque temps sans voir la jeune fille, puis on me la ramena. Elle allait mieux et cette amélioration continua graduellement ; au bout de quelques mois la tumeur disparut complètement, les couleurs et l'embonpoint revinrent. Actuellement elle se porte très bien et ne vient me trouver que de temps à autre pour des bagatelles ; mais elle m'a dit, dans une de ses dernières visites, que pendant les premières années sa place à l'atelier était juste à côté des cabinets d'aisance, dont la porte était le plus souvent mal fermée et dont elle recevait directement les émanations. Je suis convaincu que c'est cela qui a causé tous les accidents dont je viens de vous parler et que leur cessation a coïncidé avec son changement de place.

D'après mon père, « le premier caractère de ces « maladies (des fausses maladies chroniques) est de « s'améliorer du moment où le sujet, modifiant ses « habitudes, change de milieu ; le second de n'être « pas héréditaires (1). » Ce second caractère n'est vrai qu'à une condition, c'est qu'au moment de la conception les engendreurs seront guéris de la ma-

____

(1) Conférences sur l'homœopathie, 1869, p. 197.

ladie et de l'habitude qui l'avait fait naître. Autrement les fausses maladies chroniques sont tout aussi héréditaires que les autres, elles sont même une des causes les plus puissantes de dégénérescence des races. Dites-moi si les alcooliques, si les ouvriers des cités manufacturières, si la populace des énormes capitales comme Londres et Paris engendrent des enfants bien constitués.

Pour rendre plus claire la classification précédente, nous pouvons en dresser le tableau suivant :

Maladies

- aiguës
  - simples
  - sporadiques
  - épidémiques
    - infectieuses
    - contagieuses proprement dites
      - n'attaquant l'homme qu'une fois dans sa vie.
      - pouvant l'atteindre plusieurs fois.
- chroniques
  - vraies
    - vénériennes
      - syphilis.
      - sycose.
    - non vénériennes. — psore
  - fausses
    - médicinales
    - par mauvaise hygiène

IV

Syphilis

Il n'y a rien de nouveau dans cette classification que l'introduction de la sycose et de la psore. Cependant sur la syphilis même Hahnemann a émis plusieurs idées originales dont la justesse est aujourd'hui démontrée. En 1788, il a publié un traité de la maladie vénérienne dans lequel il entrevoit la dualité du chancre : « Plus un chancre paraît promp-
« tement après l'infection, plus il a de tendance à
« s'enflammer ; plus il se forme tard, et plus la
« masse des liquides est facilement infectée, plus la
« syphilis constitutionnelle est à craindre (1). » Plus tard dans son traité des maladies chroniques, il a séparé la blennorrhagie de la syphilis, car il a dit que
« le miasme des gonorrhées ordinaires paraît ne
« point pénétrer l'organisme entier et ne faire
« qu'irriter localement les organes urinaires (2). »
Déjà dans le traité précité de la maladie vénérienne il avait distingué deux sortes d'écoulements blennorrhagiques : l'écoulement primitif et l'écoulement secondaire ; puis il avait subdivisé ce dernier en 7 catégories : 1° gonorrhée due à l'irritation du canal ; 2° gonorrhée par faiblesse générale ou locale ;

---

(1) Traité des maladies vénériennes, *in Études de médecine homœopathique*, t. I, p. 96.

(2) *Traité des maladies chroniques*, t. I, p. 118, note.

3° gonorrhée par irritation habituelle du canal; 4° gonorrhée par ulcères uréthraux; 5° gonorrhée par rétrécissement du canal; 6° gonorrhée scrofuleuse; 7° gonorrhée goutteuse. Cette classification est irréprochable; on peut y ajouter et j'y ajoute, pour ma part, la gonorrhée herpétique, mais on n'en peut rien retrancher.

Pour en revenir à la syphilis, je vous citerai encore un point sur lequel il a devancé les syphiliographes de nos jours : il professe que les différences de gravité de la vérole chez les individus ne tiennent pas à des différences d'intensité du virus, mais à l'inégale réceptivité des malades :

« Les chancres paraissant sur une région iden-
« tique donnent toujours naissance aux mêmes
« symptômes, car le virus semble être toujours de
« la même nature. Rarement paraît-il plus doux
« ou plus actif. Ce sont les dispositions diverses
« de l'organisme qui engendrent les différences qui
« existent entre les effets des différents chancres,
« les gonorrhées, les bubons, etc. C'est là que se
« trouve la raison des modifications diverses que
« présente la maladie.

« Il suit de là que, si l'on veut traiter avec succès
« un chancre idiopathique, il faut prendre en grande
« considération la constitution du malade, qui a une
« énorme influence sur le développement de l'ulcère
« et des accidents qu'il engendre (1). »

____

(1) Traité des maladies vénériennes, *L. C.*, t. I, p. 94, 95.

V

Sycose

La sycose, créée par Hahnemann et seulement ébauchée par lui, n'a été étudiée sérieusement par aucun autre que lui. Son accident primitif est constitué par les végétations vénériennes qui croissent quelquefois sur le gland ou sur la vulve. Autrefois on les considérait comme un accident syphilitique et, encore en 1866, alors que j'étais étudiant, j'ai entendu Jarjavay père se poser la question, à laquelle il répondait du reste négativement. C'est donc Hahnemann qui a eu le premier le mérite de séparer les végétations de la vérole. Quelques jours après leur apparition se manifeste le plus souvent un écoulement uréthral ressemblant à du pus épais, indolent; seulement la verge est gonflée, dure et semée, sur la face dorsale, de nodosités douloureuses au toucher. Cet écoulement est sans doute l'indice d'un commencement de généralisation. Lorsque ces excroissances ont été supprimées par des moyens externes, ou bien elles récidivent, ou bien elles sont remplacées par des excroissances analogues sur d'autres points du corps. Les principaux accidents secondaires sont des élévations spongieuses, blanchâtres, sensibles et plates dans la bouche, sur la langue, le palais et les lèvres; des tubercules saillants et bruns dans les aisselles, sur le cou et au cuir chevelu ; le raccourcissement des tendons fléchisseurs des doigts.

Ce qui domine dans cette symptomatologie un peu vague, c'est la prolifération de l'épiderme et de l'épithélium, la tendance aux néoplasmes. Tous les médecins ont connu des personnes atteintes de productions épidermiques et récidivantes, comme les verrues, les productions cornées. Un chirurgien des hôpitaux, dont je ne me rappelle plus le nom, a cité plusieurs sujets qu'il a opérés successivement pour des néoplasmes d'abord bénins qui devenaient plus graves à chaque récidive ; aussi les médecins de nos jours ont-ils prononcé plusieurs fois les noms de diathèse épithéliale et de diathèse néoplasique. Cette diathèse correspond tout à fait au type créé par Hahnemann sous le nom de sycose, mais il ne me paraît pas prouvé qu'elle se rattache directement aux végétations vénériennes qu'il leur assigne comme point de départ.

Il ne s'est pas contenté de séparer la sycose des autres maladies constitutionnelles ; il leur a découvert un traitement spécifique constitué par l'administration successive du thuja et de l'acide nitrique. Je leur ajoute le lycopode, qui convient aux végétations secondaires, particulièrement à celles qui ont la consistance cornée. Enfin le sumac vénéneux et la douce-amère produisent aussi des verrues et des excroissances épidermiques variées. Avec ces cinq médicaments vous serez en état de traiter

presque tous les cas de sycose qui pourront se présenter.

VI

Psore

Hahnemann a observé que dans le traitement des
maladies chroniques les médicaments homœopathiques les mieux choisis procuraient des guérisons
passagères et non définitives. C'est-à-dire qu'au
bout d'un certain temps de bien-être, sous l'influence d'un écart de régime, d'un refroidissement, etc., les accidents guéris reparaissaient ou
étaient remplacés par d'autres. Un nouveau médicament homœopathique guérissait ces nouveaux
accidents, mais le malade n'était pas encore quitte
et un nouvel état morbide survenait au bout d'un
temps plus ou moins court. Il se demanda à quelle
cause pouvait tenir cet échec. Ses élèves répondaient que cela devait tenir à ce que le nombre des
médicaments expérimentés sur l'homme sain était
encore trop faible pour qu'on pût espérer déjà de
guérir tous les cas morbides qui se présenteraient.
Cette réponse ne le satisfit point.

« Les adeptes de l'homœopathie, dit-il, se sont
« arrêtés jusqu'à présent à cette excuse, à cette
« sorte de consolation. Mais le fondateur de la doc-
« trine n'a jamais pu s'en contenter, d'un côté parce
« que le nombre croissant d'année en année des
« médicaments éprouvés sous le rapport de leurs

« effets purs n'a point fait faire un seul pas à la thé-
« rapeutique des maladies chroniques non véné-
« riennes ; d'un autre côté parce que les maladies
« aiguës qui ne sont pas constituées, dès leur prin-
« cipe, de manière à amener infailliblement la
« mort, non seulement cèdent à l'emploi bien cal-
« culé des remèdes homœopathiques, mais encore
« tardent peu, pour la plupart, à disparaître sous la
« seule influence de la force éminemment conser-
« vatrice qui ne demeure jamais en repos dans notre
« organisme(1). »

En 1816, 1817 et pendant les années suivantes il
étudia sérieusement la question, mais ce n'est qu'en
1827 qu'il publia ses conclusions. Ses recherches
l'amenèrent à penser que, dans les cas de ce genre,
« on n'a point seulement affaire à l'état morbide qui
« se dessine actuellement, qu'il ne faut pas considé-
« rer et traiter cet état comme une maladie à part...
« J'en conclus, ajoute-t-il, qu'on n'a jamais sous les
« yeux qu'une portion d'un mal primitif profondé-
« ment situé, dont la vaste étendue se traduit par
« les accidents nouveaux qui se développent de
« temps en temps (2) ». Il est probable que ses
études antérieures sur la syphilis et que les travaux
de Sydenham sur la goutte l'avaient préparé à concevoir des maladies constitutionnelles non vénériennes, mais évoluant comme la syphilis, parcou-

---

(1) *Traité des maladies chroniques*, t. I. p. 7.
(2) *L. C.*, t. I, p. 9.

rant un même cycle de périodes pour aboutir au même dénouement. Quoi qu'il en soit, c'est, à mon avis, un trait de génie d'avoir saisi le lien qui rattachait tous ces états morbides si divers, que l'on considérait et traitait jusqu'alors comme autant de maladies différentes, et d'avoir su assembler ces éléments dispersés de façon à en faire un tout homogène.

Selon lui l'accident initial de ce mal si profond et si complexe est la gale, qu'il considère elle-même comme une dégénérescence de la lèpre, c'est pourquoi il a donné à la maladie constitutionnelle qui en résulte le nom de psore. Ce qu'il redoute le plus et ce qu'il considère comme la cause des accidents ultérieurs, c'est la rétrocession de l'exanthème psorique sous l'influence des traitements externes qu'on lui fait subir, et il cite un grand nombre de faits à à l'appui de son assertion :

Un jeune homme, après s'être débarrassé de la gale à l'aide d'une pommade soufrée, est pris d'accès d'asthme qui le tourmentent pendant deux ans ; un autre est atteint de mélancolie ; un troisième devient phtisique ; une femme a des troubles menstruels, une autre avorte ; une jeune fille a des convulsions entraînant la mort.

Hahnemann en conclut que l'éruption psorique, tant qu'elle existe, empêche la psore d'atteindre les organes profonds et préserve le malade des accidents secondaires. Il prétend qu'il en est de même du chancre syphilitique et des végétations sycosiques. Aussi vaut-il mieux, selon lui, abandonner à eux-mêmes ces accidents primitifs que de chercher à les supprimer par des moyens externes. Le symptôme extérieur, dit-il, tient lieu de la maladie interne et l'oblige à rester latente. Ainsi, à propos de la syphilis, il fait cette remarque :

« Le chancre fait taire la syphilis interne et ne
« lui permet pas d'éclater, tant qu'il reste en
« place sans qu'on y touche. J'ai observé une
« femme, exempte de tous symptômes secondaires
« de syphilis, chez laquelle un chancre subsistait
« au même endroit depuis deux ans ; il n'avait ja-
« mais été traité, et peu à peu s'était agrandi au
« point d'avoir alors près d'un pouce de diamètre.
« Une préparation mercurielle bien choisie et prise
« à l'intérieur guérit cette femme en peu de temps ;
« la guérison fut complète ; le mal interne et le
« chancre disparurent simultanément(1). » Évidemment les traitements externes et abortifs du chancre n'ont jamais rien fait de bon, mais il est fort heureux que nous possédions des médicaments internes efficaces, car je n'oserais jamais abandonner à lui-même pendant deux ans un chancre syphilitique.

Les nombreux syndromes qui relèvent de la psore ne se manifestent pas tous chez un même individu. Chacun subit une série différente d'accidents suivant son tempérament. « C'est tantôt l'une et tantôt « l'autre qui éclatent, suivant que la constitution « primitive, le genre de vie adopté, la disposition

---

(1) *L. C.*, t. I, p. 59, note.

« d'esprit, souvent acquise par l'éducation, la sus-
« ceptibilité ou l'affaiblissement de telle ou telle
« partie du corps, dirige la maladie psorique, et la
« détermine à se manifester par l'une ou l'autre
« de ses modifications (1). » Même, d'après des faits
empruntés à Juncker, Hahnemann détermine avec
plus de précision l'influence exercée par les idiosyncrasies sur les manifestations de la psore rétrocédée.

« Il a vu cette prétendue gale rentrée produire
« chez les personnes jeunes et sanguines la phtisie
« pulmonaire ; chez les sujets sanguins en général,
« des hémorrhoïdes, des coliques hémorrhoïdales et
« des calculs rénaux ; chez les sujets d'un tempéra-
« ment sanguin bilieux, des gonflements des glandes
« du sein, des raideurs d'articulation et des ulcères
« de mauvais caractère; chez les personnes replètes,
« des catarrhes suffocants et des phtisies mu-
« queuses... Il ajoute qu'elle provoque principale·
« ment des hydropisies chez les personnes phlegma-
« tiques ; que l'écoulement menstruel est retardé
« par elle et que quand elle a lieu pendant le flux
« des règles, cette hémorrhagie est remplacée par
« une hémoptysie mensuelle ; qu'elle plonge quel-
« quefois dans la démence les personnes disposées
« à la mélancolie et que, quand les femmes devien-
« nent alors enceintes, l'enfant périt ordinairement
« dans leur sein (2). »

____

(1) *L. C.*, t. I, p. 72, note.
(2) *L. C.*, t. I, p. 27, 28.

Il est impossible de fixer plus explicitement le rôle que jouent les prédispositions dans la forme des maladies. Cette question des prédispositions était chère à Tessier, qui a résumé sa doctrine dans les trois propositions suivantes :

1º Les maladies reconnaissent toujours pour cause une prédisposition définie ;

2º Cette prédisposition varie avec les individus dans une même espèce ;

3º Cette prédisposition change avec les espèces animales.

Enfin, la psore n'étant pas une maladie à évolution continue, le sujet peut avoir pendant de longs espaces de temps toutes les apparences de la santé. Avec une sagacité merveilleuse Hahnemann a su discerner les signes auxquels on peut reconnaître qu'un homme en apparence bien portant est atteint de la diathèse que la moindre circonstance peut faire éclore. Ces signes indiquent ce qu'il appelle la psore latente ; ce sont des symptômes légers, insignifiants pour un observateur superficiel et qu'on aurait le plus grand tort de négliger. Je ne vous les citerai pas tous, mais en voici quelques-uns dont la valeur est si incontestable que les médecins allopathes eux-mêmes en tiennent compte depuis quelque temps. Ce sont :

De fréquentes ophtalmies.

Des sueurs à la tête, le soir, après que le sujet s'est endormi. (Phénomène fréquent chez les tout jeunes enfants.)

Facilité à transpirer au moindre mouvement.

Saignement de nez chez les jeunes filles et les jeunes gens. (Phénomène considéré par Verneuil et M. Lancereaux comme un signe précoce d'arthritis.)

Mains ordinairement froides ou mouillées de sueur. Pieds froids et secs ou mouillés d'une sueur fétide.

A la moindre cause, engourdissement des bras ou des mains, des jambes ou des pieds. (Dans cette catégorie rentre le phénomène du doigt mort.)

Crampes fréquentes dans les mollets.

Obstruction habituelle d'une ou des deux narines.

Angines fréquentes, raucité fréquente de la voix.

Facilité à se refroidir.

Facilité à se donner des tours de reins à la suite d'efforts insignifiants, facilité à se donner des entorses.

Craquements dans les articulations.

Fréquents maux de tête ou de dents d'un seul côté.

Chute des cheveux.

Absence ou désordre des règles.

Fétidité de la bouche pendant la menstruation.

Varices.

Propension aux engelures même par un temps doux.

Peau vulnérable, se cicatrisant difficilement, gerçures de la peau, des mains et des lèvres.

Il est évident que les personnes sujettes à tous

ces petits inconvénients ne peuvent pas être considérées comme des personnes saines ; elles sont en puissance de maladie et la moindre occasion défavorable, l'affection aiguë la plus bénigne pourra être la cause occasionnelle qui fera éclore un mal beaucoup plus sérieux et difficile à guérir. Que de fois on a vu une fracture suivie d'accidents arthritiques ou herpétiques, un coup au sein suivi de la formation d'une tumeur cancéreuse, un refroidissement et surtout une grossesse suivis de la tuberculose pulmonaire !

Ainsi comprise la pathologie devient doublement intéressante. Tous ces petits détails, futiles en apparence, parlent à votre esprit préparé à comprendre leur langage. Ce ne sont plus des manifestations banales, de simples objets de curiosité, que le vulgaire laisse passer inaperçus ; ces symptômes si légers prennent l'importance d'un signe et d'un signe précurseur. De même que la moindre tache en un point déterminé du ciel annonce au navigateur expérimenté l'approche d'une tempête, de même ces signes deviennent précieux pour le médecin attentif et lui rendent l'inappréciable service de l'avertir du danger ; il ne lui reste plus qu'à se tenir en garde et à se mettre en mesure de le conjurer.

VII

Critique

Voilà, messieurs, l'exposé fidèle de la pathologie d'Hahnemann. Est-elle irréprochable dans tous ses détails ? C'est ce que nous allons discuter.

Tâchons d'abord, afin de ne pas nous montrer trop exigeants à l'égard de l'auteur, de discerner quelles ont été ses intentions. Il n'a guère parlé de pathologie que dans son traité des maladies chroniques et dans l'Organon. Dans le premier il n'a eu d'autre intention que d'exposer des idées nouvelles et de divulguer une découverte. En conséquence, il s'est contenté d'exposer sa théorie, qu'on a fort improprement appelée la théorie de la psore ; son vrai nom est théorie des maladies chroniques, la question de la psore étant exclusivement une question de fait et d'observation. Dans le second, il n'a eu d'autre désir que d'exposer sa méthode et ses principes, il n'a donc pas fait une œuvre descriptive.

Aussi « il faut le dire pour éviter toute fausse « interprétation : dans ce qu'Hahnemann a dit et « écrit sur la pathologie, tout est indiqué, rien n'est « achevé (1). »

---

(1) Léon Simon père, *Commentaires de l'Organon*, p. 385.

L'épithète chronique est-elle bien choisie ? Non, car toute distinction basée sur le temps est mauvaise. Il y a, dans le cours des maladies chroniques, des épisodes qui ont une marche suraiguë et il y a certaines formes de maladies aiguës qui ont une marche très lente et une longue durée. De plus celle-ci est subordonnée aux progrès de la thérapeutique et à mille circonstances diverses. Les maladies chroniques se distinguent par la nature, la succession et la généralisation de leurs phénomènes, et la dénomination de maladies *constitutionnelles*, sous laquelle tout le monde les désigne aujourd'hui, est la seule qui leur convienne.

Maintenant il nous reste à examiner si la gale peut être et si elle est réellement l'origine de toutes les maladies constitutionnelles. D'abord sa nature parasitaire n'était pas connue de 1817 à 1827. On dit que, dans les dernières années de sa vie, Hahnemann a eu connaissance de la démonstration de Renucci et qu'il a eu entre les mains un dessin de l'acarus, mais qu'il a objecté que ce fait ne détruisait pas sa doctrine. En cela il avait raison, car il n'y avait rien d'impossible à ce que le sarcopte fût venimeux et à ce que son venin altérât profondément la constitution. Tout prouve en effet que ce parasite est venimeux, d'abord sa conformation, qui est celle des animaux porte-venin ; puis les ravages produits par sa présence : le nombre des vésicules psoriques n'est pas en rapport avec celui des acares, il est souvent bien supérieur ; la vésicule se trouve à l'endroit où l'acare a piqué, non à celui où il se loge, elle n'est donc pas le produit d'une simple irritation locale. Enfin Hebra a fait une expérience décisive : ayant placé un sarcopte vivant à la face interne du doigt médius de la main gauche, il vit paraitre au bout de huit jours les premiers boutons de la gale aux deux mains à la fois. Si la gale est, en apparence du moins, assez inoffensive chez l'homme, elle peut devenir très meurtrière chez le mouton. Voici ce qu'on lit dans le dictionnaire de Littré et Robin :

« Autant cette maladie fait peu de ravages dans
« un troupeau placé en d'excellentes conditions de
« santé, autant elle se développe et se propage
« quand il est sous le coup d'une sorte de *cachexie*
« *psorique*. Les germes des helminthes et des acares,
« conservés à l'état latent quand le mouton est bien
« portant, apparaissent *intra et extra* dans le paren-
« chyme des organes intérieurs et sur la peau
« lorsque la débilité survient; de là un ensemble
« de phénomènes physiologico-pathologiques que
« Bourguignon et Delafond désignent sous le nom
« de *parasitogénie* et qui est essentiellement favo-
« rable à la génération des helminthes comme à
« celle des acares. »

La cachexie psorique existe aussi chez l'homme, mais, contrairement à l'assertion d'Hahnemann, je ne l'ai rencontrée que chez des individus qui ne s'étaient pas soignés. Je vous assure que l'état des galeux qui laissent progresser leur dermatose devient vraiment lamentable et c'était le cas le plus fréquent pendant les guerres du premier empire : alors on n'avait pas le temps de se soigner. Voici encore une preuve qu'il y a autre chose dans la gale que la présence des acares, c'est qu'elle peut céder à un traitement interne exclusif, sans aucune application locale. En 1845 mon grand-père a traité une famille de trois personnes : le père, la mère et l'enfant. Le diagnostic n'est pas douteux, car il y avait des sillons ; l'enfant avait contracté la maladie à l'école et l'avait communiquée à ses parents. Tous trois furent guéris en deux mois environ par le mercure soluble, le charbon végétal, le soufre et le *causticum* à la 24ᵉ et à la 30ᵒ dilution. L'observation, rédigée par mon père, a été publiée tout au long dans le *Journal de médecine homœopatique* (t. IV, p. 404-417.) Aujourd'hui personne n'aurait la même patience. Dans une maladie aussi facilement communicable il faut commencer par détruire le parasite à l'aide de la pommade d'Helmerich et de bains au savon noir afin de préserver l'entourage du malade et de supprimer la cause du mal ; ensuite il est bon de donner un médicament interne pour effacer les traces de l'infection très réelle causée par le sarcopte.

La gale peut donc être, et elle est en effet, lorsqu'on l'abandonne à elle-même, le point de départ d'une série d'accidents plus ou moins nombreux et graves. Mais s'ensuit-il qu'on doive la considérer comme l'accident primitif de toutes les maladies

constitutionnelles ? Non certes. Au temps d'Hahnemann ce mot de gale était un nom générique, qu'on
appliquait à toutes les éruptions composées de vésicules discrètes, très pruriteuses, occupant surtout
les membres et plus encore leurs extrémités. Il y
avait toutes sortes de gales, entre autres celles des
épiciers, des boulangers, des blanchisseuses, etc.
C'est évidemment dans ce sens vague qu'Hahnemann a employé cette expression. Il a encore eu
le tort de lui assimiler les dartres et les teignes,
affections qui n'étaient pas mieux précisées que la
première. Ainsi, parlant de la psore, il s'exprime
ainsi : « La psore, dont l'éruption galeuse et ses
« autres formes, la teigne, les croûtes de lait, les
« dartres, ne sont que des signes indicateurs. » Comment un observateur aussi sagace a-t-il pu réunir
dans un même bloc toutes ces maladies si différentes,
qui résument presque toute la pathologie cutanée ?
Comment a-t-il pu les considérer comme de simples
variations d'un seul et même accident initial ?

Evidemment, en prenant pour point de départ
une base aussi vaste, il devait y trouver place pour
toutes les maladies capables d'affliger l'espèce humaine. C'est ce qui est arrivé. Comment a-t-il eu la
pensée de rattacher la gale à la lèpre ? Celle-ci, qui
frappe l'homme dans ses facultés de reproduction,
n'est pas un accident primitif; c'est au contraire un
signe de dégénérescence avancée. A mon avis la lèpre
est une des formes les plus graves de la scrofule. Il
est probable aussi qu'on a considéré autrefois comme

lépreuses des manifestations syphilitiques. Je ne sais où j'ai lu cette remarque curieuse, que c'est au xvi° siècle, à partir de la grande explosion de syphilis, que les lazarets se sont vidés et sont devenus inutiles.

Hahnemann s'est donc trompé dans la détermination de l'origine des maladies constitutionnelles. Il a eu un tort, celui de les faire remonter toutes à la gale, et ce tort est la conséquence d'une autre erreur, qui a été de considérer comme sœurs jumelles de la gale des affections aussi dissemblables et aussi mal déterminées que la dartre et la teigne. C'est pourquoi il redoutait tant la répercussion de cette dermatose initiale. Nous savons tous en effet que la répercussion des éruptions dartreuses est suivie d'affections viscérales quelquefois très-dangereuses. Mais il n'en est pas de même de la gale parasitaire, que le traitement externe donné à l'hôpital Saint Louis fait disparaître immédiatement sans qu'il en résulte d'inconvénients pour la santé générale.

Le cadre de la psore est donc trop vaste ; il renferme probablement le tableau de plusieurs maladies constitutionnelles distinctes. Nous arriverons sans doute avec le temps à assigner à chacune le domaine qui lui revient.

Mais remplacez le mot psore par les mots herpétis ou arthritis, et l'enseignement d'Hahnemann se trouve exactement conforme à celui des pathologistes modernes, qui s'expriment presque dans les mêmes termes. Les deux maladies constitutionnelles que je viens de nommer, inventées, l'une par Hardy, l'autre par Bazin, ne sont que le produit du dédoublement de la psore. Il semble d'abord que les deux médecins de l'hôpital Saint-Louis aient connu le passage suivant du Traité des maladies chroniques : « La peau humaine « ne produit aucun exanthème d'elle-même, sans le « concours du reste de l'organisme, sans y être « contrainte par l'état maladif du corps entier. Une « éruption cutanée, quelle qu'elle soit, se rattache « constamment à un état anormal de l'économie vi- « vante que, par conséquent, on doit avant tout « prendre en considération et attaquer avec des « moyens capables de modifier, d'amender, de gué- « rir l'organisme entier (1). »

Mais voici des coïncidences encore plus frappantes. On lit dans le Traité des maladies chroniques : «Les af- « fections chroniques du corps et de l'âme, qui varient « tant sous le rapport des accidents qu'elles déter- « minent et des formes qu'elles revêtent... ne sont tou- « tes que des dérivés d'une seule et même immense « maladie fondamentale, dont les symptômes pres- « que innombrables ne forment qu'un seul tout (2)». D'autre part on lit dans les leçons de clinique mé- dicale de M. Lancereaux à propos du rhumatisme chronique : « Ce rhumatisme.... ne constitue donc « point une maladie, il n'est que le *syndrome d'un*

---

(1) T. I, p. 139.
(2) T. I, p. 13.

« *grand complexus pathologique ou mieux d'une série*
« *morbide* qu'il convient de dénommer (1). » Et il
donne à ce grand complexus pathologique le nom
d'herpétisme.

Dans le même Traité des maladies chroniques (2)
Hahnemann dit : « Elle (l'observation) me persuada
« que non seulement *la plupart des innombrables*
« *maladies de peau* qui ont été distinguées et dénom-
« mées d'une manière si minutieuse par Willan,
« mais encore presque toutes les pseudo-organisa-
« tions, depuis les verrues aux doigts jusqu'aux
« tumeurs enkystées les plus volumineuses, depuis
« les simples *déformations des ongles* jusqu'aux gon-
« flements des os, aux déviations de la colonne ver-
« tébrale et à plusieurs autres ramollissements ou
« distorsions des os, dans l'enfance ou dans l'âge
« avancé ; que les *saignements de nez* fréquents, *les*
« *congestions de sang dans les veines du rectum, les*
« *flux sanguins par l'anus, l'hémoptysie*, l'hématémèse
« et l'hématurie, l'aménorrhée et la métrorrhagie,
« les sueurs habituelles et l'aridité de la peau de-
« venue sèche comme un parchemin, *les diarrhées*
« *habituelles, la constipation opiniâtre, les douleurs*
« *chroniques errant çà et là par tout le corps, et les*
« *convulsions* reparaissant pendant *plusieurs années*
« *de suite ; que les ulcérations et* les phlegmasies
« chroniques, les atrophies, la surexcitation, les

---

(1) P. 399.
(2) T. I, p. 12.

« vices divers et l'abolition de la vue, de l'ouïe, de
« l'odorat, du goût et du toucher, l'excès et l'ex-
« tinction de l'appétit vénérien, *les perversions des*
« *facultés intellectuelles, depuis la démence jusqu'à*
« *l'extase, depuis la mélancolie jusqu'à la fureur*, les
« lipothymies, les vertiges et *les maladies du cœur*,
« les affections du bas-ventre avec tout le cortège
« des maux appelés hystérie et hypochondrie; en un
« mot, que des milliers d'affections chroniques aux-
« quelles la pathologie assigne des noms différents
« ne sont, à peu d'exceptions près, que des rejetons
« de la psore polymorphe. »

Dans ses mêmes leçons de clinique médicale (1)
M. Lancereaux décrit ainsi l'herpétisme : « L'her-
« pétisme, en somme, pourrait être représenté par
« un tronc prenant ses racines dans le système ner-
« veux, et d'où partiraient toute une série de bran-
« ches plus ou moins malfaisantes. Les premières
« branches, destinées à disparaître, seraient repré-
« sentées par des affections *spasmodiques ou névral-*
« *giques*, du *prurit*, des migraines, par des troubles
« vaso-moteurs, fluxions sanguines, *épistaxis, hé-*
« *morrhoïdes, hémoptysies, purpura, urticaire, herpès,*
« *acné, eczéma, lichen, psoriasis, troubles sécrétoires*
« *de l'estomac et des intestins*. Viendraient ensuite
« d'autres branches plus durables, formées par des
« *troubles trophiques* du cuir chevelu (calvitie), *des*
« *ongles et de la peau*, et enfin les branches les plus

____

(1) P. 399, note.

« élevées produites par des lésions des articulations
« (rhumatisme chronique), des aponévroses (rétrac-
« tion aponévro-palmaire) et des tendons (rétrac-
« tion tendineuse), par des désordres des veines
« (varices) et des artères (artério-sclérose). Cette
« dernière branche donnerait naissance à son tour
« à un certain nombre de rameaux : *dystrophie car-*
« *diaque et asystolie*, dystrophie rénale et urémie,
« *dystrophie cérébrale* (*démence*) hémorrhagie et ra-
« mollissement du cerveau (apoplexie et hémiplégie).
« Ajoutons encore deux branches des plus impor-
« tantes, effet d'un désordre de la nutrition géné-
« rale, qui sont communes sans être constantes :
« l'uricémie avec ou sans tophus, et la glycosurie
« (goutte et diabète). »

Ces deux énumérations sont tellement semblables
qu'on serait tenté de croire qu'elles ont été copiées
l'une sur l'autre. Il n'en est rien, cependant ; j'ai
tenu seulement à vous prouver la justesse des idées
pathologiques d'Hahnemann par le témoignage in-
volontaire d'un de ses pires ennemis.

On lit dans les commentaires de l'Organon : « La
« théorie de la psore, qui n'est certainement pas le
« dernier mot de la pathologie, doit être considérée
« comme un essai, un type, non de description à
« imiter, mais de méthode à suivre dans la déter-
« mination des espèces morbides (1). » M. Lancereaux, précédé dans cette voie par Bazin, Hardy et

---

(1) P. 384.

Verneuil, a suivi la même méthode dans la détermination des espèces morbides et il est arrivé à un
résultat absolument identique à celui d'Hahnemann.

Maintenant, messieurs, vous voilà édifiés sur la
pathologie de notre maître, sur la doctrine des maladies constitutionnelles improprement appelées
chroniques, sur cette soi-disant théorie de la psore,
qui a suscité tant de polémiques parmi les homœopathes eux-mêmes. Qu'elle ait des côtés faibles, personne ne le conteste. Mais à quel médecin Dieu a-t-
il conféré le privilège de l'infaillibilité ? Hippocrate,
Galien et les plus grands génies se sont trompés.
Les œuvres de nos contemporains fourmillent d'erreurs. Faut-il donc faire un crime à Hahnemann de
n'avoir pas su éviter toutes celles qui lui avaient
été inculquées dès ses premiers pas dans la car-
riére ? S'il s'est glissé quelques erreurs de détail
dans son œuvre, le temps s'est chargé de séparer le
bon grain de l'ivraie et il reste à Hahnemann la
gloire impérissable d'avoir créé de toutes pièces la
classe la plus importante des maladies qui nous affligent. Acceptons donc loyalement tous ses principes,
nous n'aurons jamais à rougir de lui. En pathologie
comme dans toutes les autres sciences médicales, il
n'a pas été seulement un novateur, il a été un
maître.

VIᵉ LEÇON

THÉRAPEUTIQUE

La doctrine et la méthode d'Hahnemann étant connues, comment faut-il les appliquer au lit du malade ?

Il a pris soin de résumer tous ses préceptes cliniques dans le § 3 de l'Organon.

« Quand le médecin aperçoit nettement ce qui
« est à guérir dans les maladies, c'est-à-dire dans
« chaque cas morbide individuel (connaissance de
« la maladie, indication) lorsqu'il a une notion
« précise de ce qui est curatif dans les médica-
« ments, c'est-à-dire dans chaque médicament
« en particulier (connaissance des vertus médici-
« nales); lorsque, guidé par des raisons évidentes,
« il sait choisir la substance que son action rend le
« plus appropriée à chaque cas (choix du médica-
« ment), adopter pour elle le mode de prépara-
« tion qui convient le mieux, estimer la quantité
« à laquelle on doit l'administrer, et juger du
« moment où cette dose demande à être répé-
« tée, en un mot faire de ce qu'il y a de cura-
« tif dans les médicaments à ce qu'il y a d'indu-
« bitablement malade chez le sujet une application

« telle que la guérison doive s'ensuivre ; quand en-
« fin, dans chaque cas spécial, il connaît les obs-
« tacles au retour de la santé, et sait les écarter pour
« que le rétablissement soit durable, alors seule-
« ment il agit d'une manière rationnelle et con-
« forme au but qu'il se propose d'atteindre, alors
« seulement il mérite le titre de vrai médecin. »

Ainsi la thérapeutique consiste dans la connaissance de la maladie, le choix du médicament,
celui de la dose, des intervalles auxquels elle doit
être répétée, des moyens hygiéniques et **auxi**-
liaires.

I

Connaissance de la maladie

On connaît la maladie par le récit du malade,
par l'interrogatoire et l'examen direct. Hahnemann
a exposé avec beaucoup de détails les règles à suivre
et elles sont aussi complètes qu'elles pouvaient l'être
de son temps, alors que les moyens d'exploration
qu'on possédait étaient encore très rudimentaires.
Depuis, nous nous sommes tenus au courant de tous
les progrès qui ont été faits en pareille matière :
nous auscultons, nous analysons les urines, nous prenons les températures, etc. A la vérité nous n'avons
pas toujours les yeux fixés sur le thermomètre, le
microscope, les bouillons de culture. Pourquoi ?
parce que les renseignements qu'ils peuvent nous

donner n'ont pas encore de pendants dans la matière médicale et nous sont par conséquent peu utiles pour le choix du médicament. Ainsi, lorsqu'un malade a un érysipèle, nous commençons par le guérir avant de nous demander s'il a des streptocoques. Mais lorsque nous avons affaire à des états douteux, par exemple, à des lésions suspectes du sommet du poumon, nous recherchons les bacilles de Koch afin d'être fixés sur le pronostic que nous devons en tirer.

Il est donc temps de faire justice de cette sotte légende qui représente les homœopathes comme des gens qui ne se donnent pas la peine d'examiner leurs malades. Lasègue, dans son cours de pathologie générale, en 1867 ou 1868, a prétendu connaître un paysan qui avait consulté un médecin homœopathe. Celui-ci ne l'aurait même pas laissé parler. Après l'avoir regardé quelque temps il lui aurait dit : Je sais ce qu'il te faut, prends ceci et reviens tel jour. Le professeur Potain a fait, il y a une quinzaine d'années, une leçon reproduite par la *Gazette des hôpitaux*. Cette leçon est consacrée à la prétendue insuffisance des interrogatoires des médecins homœopathes ; il emploie même l'expression méthode homœopathique comme synonyme de méthode superficielle d'examen. Ces deux messieurs ont perdu une belle occasion de se taire, car ils n'ont prouvé qu'une chose, c'est qu'ils n'avaient pas lu un seul mot des œuvres d'Hahnemann. Il est facile de prouver péremptoirement l'inanité de leur jugement : aujourd'hui, dans la totalité des contrées civilisées, la totalité des médecins homœopathes a fait les mêmes études et par conséquent en sait aussi long que les allopathes, qui ne sont pas toujours aussi soigneux qu'ils veulent bien le dire. Ainsi Gillette, qui était certainement un homme très consciencieux, chirurgien des hôpitaux et professeur agrégé à la Faculté de Paris, s'est extasié devant moi sur la simplification que la thermométrie apportait à la pratique de la chirurgie ; il disait : « La feuille de température de chaque opéré est accrochée à son lit ; je la regarde en passant, et si la courbe ne s'est pas élevée depuis la veille, je suis sûr que tout va bien et je ne m'arrête même pas. » Nos adversaires sont donc mal fondés à nous faire des reproches. Nous nous trompons certes plus souvent que nous ne voudrions, mais cela leur arrive tout autant qu'à nous. Il y a parmi nous, comme partout, des esprits faux et des esprits justes, des gens superficiels ou réfléchis, négligents ou soigneux. Chacun de nous apporte dans la profession ses qualités et ses défauts, les opinions médicales ne font rien à la chose.

On a encore reproché à Hahnemann de dédaigner la pathologie et le diagnostic. L'exposé que je vous ai fait de sa nosologie dans notre dernier entretien répond au premier de ces deux reproches. Il professait un souverain mépris, non pour la pathologie en elle-même, mais pour la façon dont la comprenaient ses contemporains. Avait-il si grand tort ? Il ne mérite pas davantage le second reproche, celui de dédaigner le diagnostic. Si nous suivons fidèlement ses recommandations réitérées, c'est-à-dire si nous recherchons soigneusement la totalité des symptômes, nous devons être en possession de tous les éléments nécessaires pour bien diagnostiquer un état morbide. Ce dont il avait horreur, c'est l'habitude, encore trop répandue de nos jours, d'infliger le même traitement à tous les malades atteints d'une même maladie. Il appelait cette pratique vicieuse la cure du nom, cure dans laquelle on soumet un être réel et vivant à des agents dirigés contre un être abstrait, bien plus, contre une pure fiction, le nom de sa maladie. C'est pour protester contre cette aberration qu'il a lancé tant de boutades, quelquefois exagérées dans la forme, comme la suivante :

« Des millions de cas morbides, qui ne se pré-
« sentent pour la plupart qu'une seule fois, n'ont
« pas besoin qu'on leur donne de noms : ils exigent
« qu'on leur porte secours (1). »

Mais dans d'autres passages il s'exprime en des termes tout différents, qui prouvent qu'il n'avait pas de parti pris contre le diagnostic. Il reconnaît qu'il est utile de dénommer les états morbides que l'on est appelé à traiter : « Si l'on croit avoir quel-
« quefois besoin de noms de maladies pour se

---

(1) Médecine de l'expérience, *L. C.*, t. I, p. 296, note.

14

« rendre intelligible en peu de mots au vulgaire,
« quand on parle d'un malade en particulier, qu'au
« moins on ne se serve que de mots collectifs. Il faut
« dire, par exemple, le malade a une espèce de cho-
« rée, une espèce d'hydropisie, une espèce de fièvre
« nerveuse, une espèce de fièvre intermittente, mais
« on ne doit jamais dire : il a la chorée, l'hydro-
« pisie, la fièvre nerveuse, la fièvre intermittente,
« parce qu'il n'existe certainement pas de maladies
« permanentes et toujours semblables à elles-mêmes
« qui méritent ces dénominations (1). »

Deux actes sont nécessaires pour bien connaître ce qui est à guérir : un acte généralisateur par lequel nous cherchons dans le malade les caractères communs qui le font rentrer dans un type déterminé, un acte individualisateur par lequel nous saisissons tous les caractères qui l'éloignent de ce type et constituent son individualité.

Ce dernier acte est le plus important, parce que c'est celui qui nous guide dans le traitement et parce que, suivant la réflexion très judicieuse d'Hahnemann, « en médecine toutes les spécula-
« tions qui découlent du pur empirisme tendent à
« particulariser (2) ». Il est donc bien établi que l'individualisation est une des conditions indispensables de la thérapeutique hahnemannienne ; au-

---

(1) Organon, p. 170, note.
(2) Trois méthodes accréditées de guérir les maladies, L. C., t. I, p. 494.

cun traitement dans lequel cette condition n'a pas
été remplie ne peut être qualifié de traitement
homœopathique.

II

Choix du médicament

Pour individualiser, il faut, nous le répétons,
connaître la totalité des symptômes ; aucun ne doit
être négligé. Lasègue, bien inspiré cette fois, a dit
dans sa thèse inaugurale :

« Dans le monde médical, à côté des symptômes
« saillants, il y a comme un peuple de phénomè-
« nes qui passe inaperçu, quoiqu'il intervienne en
« tout et toujours. » C'est à ce peuple qu'Hahnemann fait appel et, en matière de symptomatologie, il se montre partisan du suffrage universel.
Seulement il ne faut pas se contenter de compter
les suffrages, il faut aussi en peser la valeur. En
effet, il y a des signes pharmacognomoniques, de
même qu'il y a des signes pathognomoniques, mais
il est tout à fait exceptionnel qu'un même symptôme soit l'un et l'autre. Les pharmacognomoniques sont ceux qu'Hahnemann appelle les symptômes *frappants, singuliers, extraordinaires.* « Au
« contraire, ajoute-t-il avec raison, les symptômes
« généraux et vagues, comme le manque d'appé-
« tit, le mal de tête, la langueur, le sommeil agité,

« le malaise, etc., méritent peu d'attention, parce
« que presque toutes les maladies et presque tous
« les médicaments produisent quelque chose d'ana-
« logue (1) ».

Ces phénomènes insolites, bizarres, qui sont le
plus souvent des actions réflexes, n'ont fréquemment aucun rapport de localisation ni de fonction-
nement avec l'espèce morbide. C'est en ce sens
qu'il faut comprendre le conseil donné dans les
Commentaires de l'Organon, de « prendre pour
« caractères déterminants dans le choix d'un mé-
« dicament les symptômes de l'apyrexie quand il
« s'agit des fièvres, ceux qui signalent les inter-
« valles des crises dans les maladies qui en offrent,
« comme dans l'épilepsie et l'hystérie, les incom-
« modités devenues habituelles aux malades dans
« les cas de psore latente (2) ».

Voici quelques exemples de signes pharmacognomoniques :

Le vespertilio (tache brune sur le dos du nez et
s'étendant aux deux joues); effet de l'encre de
seiche (*Sepia*).

La toux sèche, par quintes, provoquée par le
décubitus dorsal et par conséquent ne se faisant
guère entendre que la nuit; effet de la jusquiame.

La chylurie et la polyurie de l'acide phosphorique.

---

(1) Organon, § 153.
(2) *Ibid.*, p. 522.

Ce n'est pas tout. L'heure d'apparition des phénomènes et les circonstances qui les aggravent ou
les diminuent sont des signes d'égale importance,
ainsi que l'âge, le tempérament du malade et les
causes occasionnelles. Ainsi c'est le matin que les
effets de la noix vomique sont le plus accentués et,
si vous rencontrez une névralgie faciale dont les
accès ne viennent que le matin, vous la guérirez à
coup sûr avec la noix vomique à très faible dose.
Les effets du lycopode se font sentir surtout l'après-
midi, de deux à quatre heures; ceux de l'arsenic
et de la pulsatile se font sentir surtout le soir;
ceux du trèfle d'eau (*menyanthes trifoliata*) lorsqu'on est assis. La bryone convient aux douleurs
arthritiques provoquées par le mouvement, le sumac vénéneux (*rhus toxicodendron*) à celles qui
sont aggravées par le repos et accompagnées d'une
grande agitation. L'aconit remédie aux phénomènes
nerveux causés par une frayeur, la fève de
Saint-Ignace (*Ignatia*) aux suites d'un chagrin.

Ces indications vous sembleront peut-être bizarres. Pourquoi? Puisque le chagrin peut rendre
malade et même faire mourir, pourquoi n'y aurait-
il pas de médicaments capables de neutraliser son
action funeste? Soyez certains que les grandes secousses morales sont des causes morbides très
fréquentes et très souvent méconnues. Il y a une
douzaine d'années, je fus appelé auprès d'une jeune
fille qui toussait, crachait depuis quinze jours et
avait des râles muqueux principalement dans le

côté gauche. Je crus à une bronchite ordinaire et traitai la malade en conséquence, mais au bout d'une quinzaine de jours son état, loin de s'améliorer, était devenu plus grave : il y avait de la fièvre, de l'inappétence, du dépérissement et les signes stéthoscopiques n'avaient pas changé. Je craignais un commencement de tuberculose pulmonaire, lorsque le père de la malade m'informa qu'elle venait de manquer un mariage. Je donnai aussitôt *Ignatia* et la malade fut sauvée en une huitaine de jours. Elle vit encore et se porte bien.

Vous voyez que, dans ce peuple de symptômes, homœopathes et allopathes ne cherchent pas les classes dirigeantes dans le même milieu. Les premiers s'adressent à la bourgeoisie ou plutôt à ce que, dans l'armée, on appelle les cadres ; nous nous adressons aux nouvelles couches, à la bohême, aux déclassés et aux excentriques. Aussi nos interrogatoires ont des allures toutes spéciales, qui prêtent à rire lorsqu'ils ne sont pas faits avec mesure et avec tact. Ainsi on prétend que des homœopathes ont demandé à leurs malades s'ils avaient rêvé de chevaux blancs ; si, lorsqu'ils se mettent en marche, ils partent du pied droit ou du pied gauche ; s'ils avaient remarqué quelle était la position de leurs bras pendant leur sommeil. Lorsqu'on se place sur ce terrain, la plaisanterie est facile, et les mêmes qui nous accusaient de ne pas assez interroger nos malades nous reprochent maintenant de leur faire trop de questions et de nous arrêter à des futilités. En quoi est-ce plus drôle de poser ces questions que de demander à un homme qu'on soupçonne d'alcoolisme s'il rêve de rats ou de petits animaux, ou de tapoter avec un petit marteau sur les tendons rotuliens et les régions olécraniennes d'un tabétique? Nous pouvons répondre à nos critiques : Moquez-vous de nous tant qu'il vous plaira, ce qui importe c'est que nous guérissions nos malades. A ceux-ci nous dirons : Riez tant que vous voudrez, cela ne vous empêchera pas de nous rester fidèles quand nous vous aurons sauvés.

De même qu'un clinicien allopathe exercé est promptement mis sur la voie du diagnostic par les premiers signes subjectifs et objectifs qu'il peut constater, de même, pour le clinicien homœopathe, le récit du malade et les premières constatations doivent évoquer en son esprit l'image d'un ou de plusieurs médicaments. En poursuivant ses investigations dans le sens que nous venons d'indiquer, c'est-à-dire en recherchant les signes pharmacognomoniques, il arrivera par élimination à trouver le médicament convenable. Ainsi la même opération d'esprit lui fera découvrir et l'état morbide et l'agent curatif. Comme la mémoire la plus fidèle ne pourrait retenir tous les symptômes de la matière médicale, dont le nombre augmente de jour en jour, on a fait des répertoires qui sont de véritables dictionnaires et nous aident à retrouver facilement ce

que nous aurions oublié. Ceux dont nous nous servons le plus souvent sont les manuels de Bœnninghausen et de Jahr. Les Éléments de médecine
pratique du Dr Jousset, le Traité des maladies
vénériennes de mon père, celui des maladies des
voies respiratoires de Chargé doivent aussi être
consultés journellement ; mais il ne faut pas nous
contenter de leurs indications, il faut les contrôler
dans la matière médicale afin de bien nous assurer
que le médicament qui nous paraît le mieux appro-
prié répond exactement à l'ensemble des manifestations morbides.

Comme je vous l'ai dit précédemment, tout ce qui
a la propriété d'altérer la santé peut être converti
en médicament. Aussi les remèdes dont nous nous
servons sont empruntés à tous les règnes de la
nature ; nous utilisons également les produits de
l'organopathie et les préparations isopathiques de
Pasteur et de Roux. Je vous ai même dit que ceux-
ci avaient été devancés par nous de près d'un
demi-siècle ; le premier en date des produits isopathiques étudiés par nous est le *psorinum*, c'est-à-dire
la sérosité des vésicules de la gale, qui a été expérimentée avant 1835. Nous connaissons depuis longtemps l'*hydrophobinum*, l'*anthracinum* (virus du
charbon), le *syphilinum*, le *tuberculinum* ou *bacilli-
num*, le *medorrhinum* (virus de la blennorrhagie).
L'usage de ces corps n'a jamais été très répandu
dans notre école, ce qui prouve que leur valeur
n'est pas aussi considérable que le croient quel-

ques enthousiastes. En général ces agents n'ont pas grande action sur la maladie dont ils sont le produit, mais ils sont très efficaces contre d'autres états morbides plus ou moins analogues. Ainsi j'ai essayé sans grand succès le *medorrhinum* contre la blennorrhagie, mais je l'ai vu guérir très rapidement une blépharo-conjonctivite granuleuse. L'action du *tuberculinum* sur la tuberculose vraie n'est pas prouvée d'une façon irréfutable, mais il a guéri des maux de tête avec fièvre pouvant être considérés comme des méningites au début, et le Dr Jousset le conseille contre l'albuminurie. J'en dirai autant des produits de Brown-Séquard ; ainsi la thyroïdine est efficace contre le goître exophtalmique parce qu'elle en produit tous les accidents chez l'homme en santé et elle m'a donné d'excellents résultats dans certains cas de psoriasis parce qu'elle produit des éruptions psoriasiformes. Par conséquent vous aurez beau chercher les explications les plus ingénieuses ; en dépit de toutes les interprétations, les agents fournis par l'organothérapie et la sérothérapie ne sont pas autre chose que des médicaments homœopathiques, puisqu'ils ne guérissent chez le malade que les états morbides qu'ils font naître chez l'homme en santé.

Ici se pose une question : est-on sûr de trouver dans tous les cas les indications d'un seul médicament? N'arrivera-t-il pas quelquefois qu'il en faudra deux ou plusieurs pour répondre à tous les phénomènes présentés par le malade? Hahnemann,

a toujours condamné formellement la polypharmacie et renié ceux qui donnaient plus d'un médicament à la fois. Cependant, depuis Fabel jusqu'au D' Conan, plusieurs de nos confrères, dont
quelques-uns sont très estimables, ont adopté cette
manière de faire. Ils soutiennent que l'action des
mélanges est beaucoup plus rapide, plus douce et
qu'ils ont obtenu des succès cliniques inespérés. Je
ne veux pas nier les succès cliniques, mais j'ai vu
des échecs. Ainsi une personne habituée depuis son
enfance aux soins de médecins hahnemanniens
s'est mise un jour entre les mains d'un polyphar-
maque. Elle contracta une bronchite que mon
confrère traita par des mélanges de huit à dix médicaments, qui n'eurent d'autre effet que de lui donner
des accidents congestifs au cerveau. Alors elle me
fit appeler et je fus assez heureux pour la mettre
hors de danger en moins de 24 heures avec une
potion d'émétique, 6e dilution.

Je suis tout disposé à admettre que l'addition
d'un médicament à un autre, par exemple de
l'aconit à la bryone, peut développer son action,
de même que l'acide acétique développe l'arôme
des substances odorantes. On peut admettre encore
que la polypharmacie est aussi vieille que le monde
et trop profondément entrée dans nos instincts
pour être tout à fait dénuée de fondement. Mais
personne n'en a donné la preuve. Hahnemann
objecte avec beaucoup de raison que le mélange
modifie les propriétés des médicaments qui en

font partie et mon père a dit au Congrès international de Paris, en 1889 : « Dans ces mélanges « chaque ingrédient n'agit plus comme s'il était « seul. Chacun des agents est une force et la « réunion de toutes ces forces constitue une « résultante. »

Comment prévoir ce que sera cette résultante?

Le Dr Conan répond à cette objection que « les « médicaments mélangés agissent ordinairement « comme antidotes les uns des autres, mais ne se « modifient pas mutuellement dans leurs propriétés « essentielles. Un mélange médicamenteux n'est « pas un médicament nouveau (1). » Cependant il est bien prouvé que les eaux minérales ont des propriétés spéciales, qui ne sont pas la somme des propriétés de leurs composants. Le Dr Bonino, de Turin, a fait la même remarque à propos de l'eau de mer. Si ses éléments principaux, le brome, l'iode, le chlorure de sodium, agissaient isolément, nous rencontrerions en elle un des meilleurs médicaments contre la syphilis, le croup, les fièvres intermittentes, ce qui ne répond aucunement à son action thérapeutique.

Au Congrès de 1889 et à la Société française d'homœopathie, en 1894, j'ai posé la question suivante aux polypharmaques : Un malade étant donné, à quoi reconnaîtrez-vous qu'il faut lui prescrire un médicament unique ou des médicaments

---

(1) *Revue homœopathique française*, t. V, p. 436,

mélangés ? En ce cas, lesquels faudra-t-il mélanger et quelle devra être la dose de chacun d'eux ?

On ne m'a jamais répondu. Dans l'état actuel de la science, le seul moyen de résoudre la question serait d'expérimenter sur l'homme sain des mélanges médicamenteux. Mais cette méthode très laborieuse ne nous éclairerait que très lentement. Il m'est donc impossible de vous conseiller la polypharmacie ; on ne peut pas présentement la pratiquer en sachant ce qu'on fait et sans renoncer au bénéfice de la méthode d'Hahnemann, qui est si précieuse surtout à cause de sa précision.

Beaucoup de nos confrères donnent des médicaments alternés : ou bien ils font prendre alternativement une dose de l'un, une de l'autre à des intervalles plus ou moins rapprochés, ou bien ils prescrivent le premier un jour, le second le lendemain et ainsi de suite. Cette méthode a été très recommandée par deux hommes de grande valeur, Bernard, de Mons, et M. Martiny, de Bruxelles. J'ai fait aux partisans de l'alternance la même question qu'aux polypharmaques : Un malade étant donné, à quoi reconnaissez-vous qu'il faut lui prescrire des médicaments alternés? Combien en faut-il alterner, dans quel ordre et à quelle dose ? On ne m'a pas répondu davantage. Cependant l'alternance peut produire en sa faveur des faits indéniables. Ainsi avec *Opium* 6° et *Nux vom.* 30° alternés d'heure en heure, Urbanetti, de Venise, a fait cesser rapidement des coliques menstruelles compliquées d'incarcération de flatuosités et de ténesme rectal. Puis il a donné *Nux vom.* seul et les coliques sont revenues; il a donné alors *Opium* seul et le ténesme est revenu, de sorte qu'il a dû reprendre l'emploi des deux alternés pour guérir la malade définitivement.

Le Dr Chancerel a obtenu avec *Calcarea carb.* et *Sepia* alternés la guérison d'une sciatique qui avait résisté aux deux mêmes médicaments pris isolément.

Le Dr Boyer obtient plus de succès dans l'angine diphtéritique avec l'eau bromée et le cyanure de mercure alternés que le Dr Roux avec son anti-toxine, dont je suis loin cependant de contester la valeur.

Moi-même je guéris plus vite les abcès et toutes les inflammations du tissu cellulaire depuis que je les traite par le mercure soluble à basse dilution alterné avec le foie de soufre à la 30e.

Les kystes des paupières sont facilement guéris par le graphite et le foie de soufre employés alternativement; on peut donner l'un le matin et l'autre le soir ou l'un un jour et l'autre le lendemain. Ces deux médicaments doivent être prescrits à de hautes dilutions; je choisis habituellement la 30e. C'est mon père qui m'a enseigné cette alternance et je n'ai eu qu'à m'en louer, elle a épargné le traitement chirurgical à bien des malades.

Il est donc avantageux dans certains cas d'alterner les médicaments. Mais nous ne possédons pas encore sur ce point d'indications bien précises;

aussi je vous engage, jusqu'à nouvel ordre, à n'agir ainsi que dans les cas que je viens de vous signaler. Attendez qu'on ait expérimenté sur l'homme sain des médicaments alternés ou qu'on ait trouvé des points de repère plus sérieux.

La polypharmacie et l'alternance sont des moyens trop commodes de se tirer d'affaire quand on est embarrassé ; c'est pourquoi Hahnemann a formellement condamné la première et peu encouragé ses disciples à pratiquer la seconde.

J'en dirai autant des succédanés, qui sont tout à fait incompatibles avec la méthode homœopathique rigoureusement suivie : « Chaque médicament « produit des effets spécifiques sur le corps de « l'homme et nulle autre substance médicinale ne « peut en faire naître qui soient exactement sem- « blables (1) ». Les succédanés ne peuvent être permis qu'au médecin de campagne, lorsque par hasard il n'a pas sous la main le médicament qu'il faut ; alors il donne celui dont l'action s'en rapproche le plus ; c'est là un cas de force majeure qu'on doit éviter.

J'en dirai autant des médicaments empiriques, c'est-à-dire de ceux qui n'ont pas été expérimentés sur l'homme sain. Nous ne devons nous les permettre que dans les maladies incurables, lorsque nous ne connaissons aucun médicament homœopathique capable de faire mieux. Mais ce ne sont que

------

(1) Organon, § 118.

des cas exceptionnels, que nos progrès dans la matière médicale rendront de plus en plus rares. Sans doute, quand on n'espère rien des moyens connus, on a recours aux moyens inconnus, mais il ne faut pas s'en vanter. Il faut surtout bien nous garder d'engager les autres à nous imiter. Si nous nous laissions aller à ces écarts, qui favorisent trop la paresse, nous arriverions à ne plus faire ni homœopathie, ni allopathie, nous ne ferions même plus de médecine du tout, nous tomberions dans le gâchis.

Les eaux minérales, dont plusieurs ont été expérimentées sur l'homme sain, contiennent à l'état de mélange et à doses presque infinitésimales la plupart des minéraux dont se servent les homœopathes. Aussi nous ne les proscrivons pas de parti pris, mais nous les recommandons rarement parce que nous obtenons souvent de meilleurs résultats avec nos moyens et nous les employons avec beaucoup de circonspection pour éviter les poussées thermales.

Avant d'épuiser ce qui concerne le choix du médicament, il me reste à vous dire un mot des palliatifs. Hahnemann ne les rejette pas d'une façon absolue ; il va même plus loin, il en conseille l'emploi dans certains cas.

« Je ne méconnais pas la grande utilité des
« palliatifs. Dans les maladies qui se développent
« et tendent à marcher rapidement, non seule-
« ment ils suffisent quelquefois, mais encore ils
« méritent la préférence toutes les fois qu'il n'y

« a point une heure, une minute à perdre pour
« venir au secours du malade. Là, mais là seule-
« ment, ils ont de l'utilité (1) ». Il reconnaît aussi
que dans les crises suraiguës des maladies chroniques un palliatif peut être utile pour conjurer
un danger imminent; ensuite on continue le traitement avec les médicaments appropriés.

Il ne faut pas hésiter non plus à employer les
palliatifs dans les maladies incurables arrivées à
leur période ultime, car l'humanité nous com-
mande avant tout de rendre supportables les
douleurs de nos semblables. Ainsi nous n'hésitons
pas à faire une injection de morphine pendant un
accès de colique hépatique ou néphrétique, à faire
respirer du nitrite d'amyle pendant un accès
d'angine de poitrine, à calmer les souffrances d'un
cancéreux avec de la cocaïne, de l'opium ou du
chloral. Mais veuillez remarquer que tous les
palliatifs n'agissent pas conformément à la loi des
contraires, il y en a même qui agissent homœopathiquement. Surtout méfiez-vous de ces moyens.
Vous savez, par l'exemple de la morphine, combien
l'habitude de ces agents devient tyrannique et
combien leur usage longtemps prolongé peut être
funeste.

Enfin Hahnemann, à l'esprit observateur duquel
rien n'échappait, a pris soin de nous avertir d'un

---

(1) Réflexions sur les trois méthodes accréditées de
traiter les maladies, *L. C.*, t. I, p. 497, note.

petit travers, que nous avons tous plus ou moins.

« Le vrai médecin se gardera de prendre en
« affection certains remèdes que le hasard lui a
« procuré souvent l'occasion d'employer avec
« succès. Cette prédilection lui en ferait souvent
« négliger d'autres qui seraient plus homœopa-
« thiques et par conséquent plus efficaces.

« Il évitera également de se prévenir contre des
« remèdes qui lui auraient fait éprouver quelque
« échec parce qu'il les avait mal choisis, qu'ils
« n'étaient pas exactement homœopathiques, c'est-
« à-dire par sa propre faute et non pas à cause de
« leur faiblesse ou de toute autre mauvaise raison
« qu'il serait tenté d'alléguer (1) ».

III

Choix et répétition de la dose

Dans le choix de la dose il faut tenir compte de
la maladie, du malade et du médicament.

Certaines maladies, comme la syphilis, sont difficilement modifiées par les dilutions élevées et ne
cèdent guère qu'à des doses pondérables. L'hystérie
est encore plus rebelle. On croit à tort que les affections nerveuses guérissent toutes seules, parce que
leurs manifestations sont très changeantes et dispa-

---

(1) Organon, § 257, 258.

raissent quelquefois tout à coup, mais pour être
remplacées par d'autres. On croit aussi que les personnes nerveuses sont très sensibles aux médicaments parce qu'elles subissent très facilement leur
action pathogénétique. Il n'en est rien, car elles subissent difficilement leur action curative. Au contraire, la neurasthénie est assez facilement modifiée
par les médicaments bien choisis.

En général, à part les deux exceptions que je viens
de vous signaler, les maladies aiguës demandent des
dilutions plus basses et les maladies chroniques des
dilutions élevées. Aug. Rapou, comme je vous l'ai
déjà dit, a fait cette remarque fort utile que « la plu-
« part des médicaments indiqués dans le traitement
« des maladies aiguës sont doués de toute leur
« énergie aux basses préparations (la belladone pa-
« raît faire exception), et ceux qui conviennent dans
« les souffrances chroniques réclament des dilutions
« élevées ».

Naturellement il faut prendre en considération
l'âge, le sexe, le tempérament, la profession, le
genre de vie des individus. Vous savez que les enfants supportent mieux l'ipeca que les adultes, mais
que les narcotiques les empoisonnent presque à
toutes les doses. Or l'ipeca est un médicament très
souvent indiqué dans les maladies du jeune âge et
alors on peut le prescrire à dose relativement forte,
de la 1re trituration à la 6e dilution. Au contraire, il
ne faudra prescrire l'opium que de la 6e à la 30e. L'état
de grossesse et la puerpéralité rendent les femmes

plus sensibles à l'action des médicaments; il faut
les traiter avec beaucoup de prudence. Contrairement à ce qu'on pourrait attendre, les médicaments
agissent moins bien sur les personnes riches, habituées à une alimentation supérieure à leurs besoins
et à des condiments variés que sur les pauvres
insuffisamment nourris. Les personnes constamment soumises, par profession, à l'influence de substances médicamenteuses, comme les parfumeurs
et les teinturiers, sont quelquefois réfractaires,
sinon à tous les médicaments, au moins à un certain nombre d'entre eux; aussi sont-elles plus dif-
ficiles à soigner. Mon père et moi l'avons observé à
nos dépens.

Enfin il faut tenir grand compte du médicament
lui-même. Quelques-uns sont très actifs et même
toxiques à toutes les doses. De ce nombre sont les
produits morbides et ceux de l'organothérapie,
comme la tuberculine, l'antitoxine de Roux et la
thyroïdine; les alcaloïdes comme la strychine. Le cyanure de mercure, qui est presque le spécifique de la
diphtérie, peut être dangereux au-dessous de la 6ᵉ dilution. Quelques corps très volatils, comme l'acide
cyanhydrique, le brome et le camphre, sont très actifs à base pondérable, mais perdent rapidement
leurs propriétés sous l'influence de la dilution ou de
la trituration. D'autres au contraire, comme le lycopode, le charbon, la plupart des métaux et des sels
terreux (or, argent, platine, carbonate et phosphate
de chaux) ne sont actifs qu'à dose infinitésimale.

Mais, comme je vous l'ai dit précédemment, les doses ne diffèrent pas seulement par plus ou moins d'activité ; elles diffèrent aussi par la nature même de leurs effets et il faut en tenir compte en posologie. Ainsi je vous ai dit que l'aconit, à dose toxique, produit des accidents cholériformes et méningitiques. Si vous rencontrez un cas de choléra ou de méningite non tuberculeuse qui réponde aux indications de l'aconit, il faudra donner ce médicament en teinture-mère, à la dose de X à XXX gouttes et plus. Mais dans les états congestifs, qui répondent aux effets des doses moyennes de ce végétal, il faudra prescrire les premières dilutions ; on pourra aller jusqu'à la 6e.

L'opium, à dose toxique, donne le coma avec respiration stertoreuse et rétrécissement des pupilles, phénomènes qui se rencontrent souvent dans les cas graves d'hémorrhagie cérébrale ; alors il faut administrer de la teinture d'opium ou la 1re dilution. A dose moyenne il donne des nausées, des bourdonnements d'oreille et de la somnolence ; lorsqu'on rencontre ces accidents chez un malade, il faut lui faire prendre la 3e ou la 6e dilution. Enfin les fumeurs d'opium et les morphinomanes ont des accidents cérébraux et autres que vous connaissez tous ; lorsque vous trouverez chez un malade un état analogue, vous lui donnerez des dilutions élevées, de la 12e à la 30e.

Les doses fortes et isolées de plomb donnent des coliques sèches avec constipation. Dans les cas d'obstruction intestinale, d'engouement herniaire, peut-être d'appendicite, où ce métal vous paraîtra indiqué, il faudra en donner les premières triturations. L'intoxication saturnine lente est caractérisée par l'albuminurie, des accidents urémiques, l'atrophie des muscles de l'avant-bras; aux malades atteints d'affections analogues conviendront les hautes dilutions de plomb.

Ce que je viens de vous dire du choix de la dose peut être résumé dans les trois propositions suivantes :

Les effets des médicaments sur l'homme sain diffèrent suivant que ceux-ci sont pris à dose très forte, moyenne ou faible.

Il faut donner au malade des doses correspondantes et toujours inférieures à celles qui produisent sur l'homme sain un état semblable à celui qu'on veut guérir.

Aux états morbides semblables à l'action physiologique des doses fortes et isolées il faut opposer les premières dilutions; aux états morbides semblables à l'intoxication lente il faut opposer de hautes dilutions.

En résumé, la dose aussi bien que le médicament, doit être choisie conformément à la loi des semblables.

La question de la répétition des doses est loin d'être résolue. L'idéal serait, comme le recommandait Hahnemann, d'attendre, pour en donner une nouvelle, que l'action de la première soit épuisée. Mais, pour agir ainsi, il faut avoir le temps et un

malade très patient. Naturellement le médicament
doit être donné plus souvent dans le cours des maladies aiguës que dans celui des maladies chroniques.
Dans celles qui ont une marche suraiguë, comme
le choléra, il faut le répéter tous les quarts-d'heure
et même toutes les cinq minutes. En général,
nous le donnons toutes les deux ou trois heures,
suivant la gravité des cas, et nous éloignons les
intervalles à mesure que le malade va mieux.

Dans les maladies chroniques il est plus facile de
suivre la recommandation d'Hahnemann. Il avait
beaucoup étudié la durée d'action des agents curatifs ; ainsi selon lui celle de l'aconit varie de huit à
à quarante-huit heures, celle de la belladone de
quatre à cinq jours, celle de l'arsenic, du carbonate
de chaux, du phosphore se prolonge de quarante à
cinquante jours. Il réglait la répétition des doses
sur cette durée d'action et, dans les maladies chroniques, ne donnait de médicament qu'une fois toutes
les cinq ou six semaines. Il y avait là de l'exagéra-
tion, ce qui était du reste bien excusable chez un
novateur. Ainsi, il se faisait fort de guérir une coqueluche avec une seule dose de *Drosera* et je suis
convaincu qu'il n'a jamais obtenu pareil résultat.
Moi-même j'ai tenté l'expérience : à ma consultation de l'hôpital Hahnemann, j'ai donné une dose de
Drosera à un coquelucheux. Il est revenu au bout
de huit jours, ayant obtenu une amélioration considérable pendant quatre ou cinq jours, mais celle-
ci ne s'était pas maintenue plus longtemps. Une

dose unique peut donc enrayer la coqueluche, mais non la guérir complètement.

J'ai tenté la même expérience dans les maladies chroniques. Bœnninghausen a prétendu qu'on ne devait donner le phosphore dans la tuberculose qu'une fois toutes les six semaines. J'ai essayé et je n'ai jamais pu attendre un mois. Il ne faut donc pas exagérer ni dans un sens ni dans l'autre, mais je vous assure que nous sommes presque toujours trop pressés dans le traitement des maladies chroniques. Nous avons tous le tort de vouloir qu'un état qui dure depuis plusieurs années soit modifié en huit jours. Notez qu'il y a des médicaments dont l'action est très lente à se manifester ; en voici un exemple : l'an dernier j'ai eu dans mon service une femme atteinte de psoriasis invétéré. Je lui ai fait, le 8, le 15 et le 23 octobre, une injection sous-cutanée d'extrait glycériné de corps thyroïde. Je n'ai observé un résultat appréciable qu'après la troisième injection, alors que je me proposais de renoncer à ce mode de traitement. J'ai attendu alors quinze jours et ensuite un mois avant de faire une nouvelle injection. Aujourd'hui la dermatose a presque disparu.

Les médecins allopathes eux-mêmes reconnaissent la nécessité de donner certains médicaments à de rares intervalles. Ainsi, dans le traitement des affections cardiaques, ils ne répètent guère la digitaline que tous les trois jours. Ils ne se doutent pas qu'il y a un siècle qu'Hahnemann a recommandé ce mode

d'administration : « Comme l'effet de la digitale per-
« siste plusieurs jours et quelquefois davantage (car
« il est un fait remarquable sur lequel on doit fixer
« son attention pendant le traitement, c'est que
« plus on en continue l'usage, plus l'effet direct de
« chaque dose persiste), on comprendra combien se
« trompent ceux qui la prescrivent à doses faibles,
« mais souvent répétées. De cette manière la pre-
« mière dose n'a pas encore épuisé son action quand
« déjà on administre la sixième et la huitième. Ils
« ignorent en effet qu'ils font prendre ainsi une
« énorme quantité de ce remède, qui amène souvent
« une terminaison funeste. Une seule dose suffit
« tous les trois jours, tous les deux jours au plus,
« et, en général, plus on en poursuit l'emploi, plus
« les intervalles doivent être éloignés (1). »

Il ne suffit pas de fixer la succession des doses
d'un même médicament, il faut aussi se préoccuper
de la succession des médicaments dans le traitement
d'une même maladie. Sans doute les modifications
que vous remarquerez dans l'ensemble des symptômes vous mettront sur la voie, mais il est bon
que vous sachiez qu'il y a entre les remèdes des
affinités et des incompatibilités. Ainsi, dans les affections de la gorge et des voies respiratoires, la
bryone complète bien l'action de la belladone ; après
le mercure il convient le plus souvent de donner
le foie de soufre ou l'acide nitrique, après la noix

---

(1) Essai sur un nouveau principe, *L. C.*, t. II, p. 64.

vomique le graphite. Au contraire, la silice est incompatible avec le mercure et il ne faut pas les donner l'un après l'autre ; le phosphore est également incompatible avec la térébenthine et le *Causticum*, remède découvert par Hahnemann. Le sumac vénéneux est l'antidote de l'arnica et le camphre est celui de presque tous les médicaments.

IV

Moyens hygiéniques et auxiliaires.

Hahnemann était un très fort hygiéniste pour son temps. Dès 1795 il a publié un petit opuscule, intitulé : *Une chambre d'enfants* (1), qui est un vrai bijou littéraire. Il s'y montre partisan de la propreté, de l'air, de l'exercice, de la sobriété et de la régularité dans les repas ; il insiste sur les effets désastreux des infractions aux lois de l'hygiène, particulièrement du séjour habituel dans une atmosphère confinée et de l'abus des sucreries. Il était sévère pour le régime et interdisait un assez grand nombre d'aliments, dont il serait trop long de vous donner la liste. Il suffit de vous dire en deux mots qu'il proscrivait les plats indigestes, comme les viandes faisandées et les graisses d'oie, de canard, de porc, ainsi que les choses très odo-

---

(1) *Études de médecine homœopathique*, t. II, p. 239

rantes, comme les parfums, et celles qui contiennent des substances actives pouvant compromettre l'action des médicaments, comme le café, le thé, le punch, les chocolats épicés, les acides, les légumes consistant en herbes, racines ou pousses médicinales. Aujourd'hui nous sommes beaucoup moins sévères et je crois que nous avons tort. Ce régime s'applique surtout aux maladies chroniques; dans les maladies aiguës Hahnemann recommande de respecter autant que possible les répugnances et les désirs des malades.

Il était beaucoup moins exclusif qu'on ne le croit généralement. Il ne pensait même pas qu'il fût toujours nécessaire de faire suivre un traitement interne. J'ai vu une lettre de lui à un dyspeptique, auquel il conseille de changer son régime et son genre de vie, et il ajoute que cela suffira et qu'il pourra guérir sans prendre aucun médicament.

Il ne repoussait pas les moyens auxiliaires dont l'efficacité est bien démontrée. Ainsi il était partisan de l'eau froide, en bains ou en lotions, à la condition qu'elle fût employée convenablement; aussi s'étonnait-il que ses confrères ne prissent pas la peine d'en fixer la température et le mode d'emploi et il signalait beaucoup d'accidents graves, même mortels, imputables à cette négligence. Il connaissait l'hydrothérapie de Priessnitz, mais il faisait remarquer qu'elle ne convient guère qu'aux personnes d'une bonne constitution, mais débilitées par des excès quelconques.

L'électrothérapie était encore peu connue de son temps. Cependant il avait constaté l'efficacité des courants et, s'il ne les a pas recommandés, c'est qu'il avait vu des accidents résulter de l'application de courants trop forts. Aujourd'hui l'électrothérapie a fait d'immenses progrès et l'on peut dire qu'elle est devenue une branche importante de la thérapeutique. Nous sommes les premiers à en faire bénéficier nos malades lorsque nous la trouvons nettement indiquée.

Hahnemann avait observé bien avant Charcot l'action thérapeutique du magnétisme animal, du mesmérisme. Les deux dernières pages de l'Organon sont consacrées à cet agent. Il n'en sait certes pas aussi long que le chef de l'école de la Salpêtrière et l'on comprend qu'il n'ait pas poussé très loin cette étude, car il nous a donné dans l'expérimentation pure et la loi des semblables des moyens bien plus nombreux et plus efficaces de combattre les maladies.

Ce qui précède vous prouve que le génie observateur d'Hahnemann était à l'affût de tout ce qui peut guérir, qu'il étudiait tout avec une égale impartialité. Nul doute que, s'il eût connu les effets quelquefois surprenants du massage, notamment dans la constipation opiniâtre, il l'aurait recommandé et aurait su en préciser les indications.

Tous ces agents auxiliaires, électricité, magnétisme, massage, agissent homœopathiquement dans un grand nombre de cas sinon dans tous, ou bien ils modifient la vitalité de façon à augmenter la réceptivité de l'organisme à l'action des remèdes homœopathiques. Ce qu'il y a de certain, c'est que jamais ils n'agissent conformément à la loi des contraires.

Dans tout ce que je viens de vous dire, messieurs, il y a probablement bien des choses qui ne vous paraîtront pas nouvelles, car vous avez sans doute vu vos maîtres employer plusieurs des moyens que je vous ai conseillés. En effet, grâce à la force de pénétration de la vérité, grâce à une observation plus fidèle et impartiale des faits, grâce aussi à des emprunts inavoués et à mille circonstances diverses, la pratique des allopathes diffère de moins en moins de celle des homœopathes. Plût à Dieu que toute différence cessât dans un avenir prochain ! Mais il y a encore un abîme qui nous sépare : nous ne sommes pas animés du même esprit. Car il y a un esprit allopathique et un esprit homœopathique, un esprit nosologique et un esprit thérapeutique. Comme l'a dit avec raison le professeur Landouzy, vous, allopathes, vous êtes à l'état d'obsession nosologique. Vous pensez nosologiquement au lieu de penser thérapeutiquement. Vous faites preuve d'une sagacité merveilleuse dans le diagnostic, mais ce diagnostic ne vous avance pas à grand'chose pour le traitement. Ou bien vous vous en tenez à la cure du nom ; par exemple, vous donnez le fer à tous les anémiques et, comme c'est très commode, vous avez soin de trouver que tout le monde est anémique.

Vous donnez le plus souvent le fer sous la forme d'eau ferrugineuse ; peu vous importe laquelle, vous choisissez généralement la plus minéralisée, comme le Fritz de la *Grande-Duchesse de Gerolstein*, qui, ayant à choisir entre plusieurs costumes, a opté pour le plus doré. Ou bien vous faites la médecine des symptômes ; alors il vous faut un médicament pour chaque indication et à chaque médicament vous ne demandez qu'une indication. Ainsi contre la constipation vous donnerez une eau purgative, n'importe laquelle, peu vous importe que ce soit l'eau d'Hunyadi-Janos, de Rubinat, de Montmirail ou de Carabana. Mais si vous avez un malade ayant de la constipation, de l'anémie et des coliques, vous lui donnerez trois médicaments différents ; il ne vous viendra seulement pas à l'esprit qu'il y en ait un, comme le plomb, qui réponde à la fois aux trois indications. Tout autre est l'esprit de l'homœopathe. Il diagnostique la maladie, car cela est nécessaire, mais ce diagnostic n'a d'intérêt pour lui qu'en raison des suggestions thérapeutiques qu'on en peut tirer. A mesure qu'il interroge le malade, le récit éveille en son esprit l'image d'un médicament. Quand il étudie la pathogénésie d'un médicament, connu ou inconnu, les effets, à mesure qu'ils passent sous ses yeux, évoquent en son esprit le souvenir d'un ou de plusieurs malades. Ainsi ses études deviennent doublement intéressantes parce qu'elles sont rattachées les unes aux autres par un lien commun. Ainsi toutes ses recherches poursuivent un objet commun, toutes ses facultés sont orientées vers un but commun, toutes ses aspirations s'élancent vers un idéal commun, tous ses actes convergent vers un résultat commun, la guérison.

« Or, la guérison est et doit être la fin dernière de
« toute médecine. Physiologie, pathologie, pharma-
« cologie, ne sont donc dans la main du médecin
« qu'autant de moyens et d'instruments qui doivent
« converger vers la fin dernière de l'art, à savoir
« la thérapeutique (1) ».

---

(1) Léon Simon père, *Commentaires de l'Organon*, p. 510.

VIIe LEÇON

LA PERSONNE ET L'ŒUVRE D'HAHNÉMANN

Vous connaissez maintenant tous les principes sur lesquels repose l'homœopathie et la manière de les appliquer. Cela ne suffit pas, parce que, pour bien apprécier l'œuvre, il faut connaître l'homme. C'est lui que je vais vous présenter aujourd'hui en vous exposant l'historique de sa vie et en vous le dépeignant comme homme et comme médecin ; puis nous résumerons, en terminant, son œuvre scientifique et médicale.

I

La vie d'Hahnemann

Samuel-Christian-Frédéric Hahnemann est né, le 10 avril 1755, à Meissen, jolie ville de Saxe, à deux pas de Dresde. Sa maison natale existe encore, elle se trouve sur une place à laquelle on a donné son nom et ses disciples ont pieusement placé son buste et une inscription sur la façade.

Il était fils d'un peintre sur porcelaine attaché à

la célèbre manufacture dont vous connaissez tous les produits, et l'aîné de dix enfants. C'est vous dire que la situation de la famille était des plus modestes. Aussi Hahnemann père ne rêvait rien moins pour son fils qu'une carrière libérale : il voulait en faire un artisan comme lui. S'il n'en fut rien, c'est grâce aux maîtres du jeune Samuel, qui avaient reconnu en lui des aptitudes exceptionnelles. Celui qui eut une influence décisive est le Dr Müller, directeur de l'école provinciale, le principal établissement d'instruction secondaire de la contrée. Il employa l'argument persuasif par excellence, la promesse de la gratuité de l'enseignement, et le père céda. Ce jour-là Müller n'a pas seulement accompli une bonne action, il a fait preuve d'une remarquable clairvoyance pédagogique. Sur les murs de l'école qu'il dirigeait on lit ces mots : *Christo, patriæ, studiis*. En assurant à Samuel Hahnemann les bienfaits de la haute culture intellectuelle, il a rendu un service inappréciable aux sciences, à sa patrie et plus encore à l'humanité tout entière. Mais on devine sans peine les tiraillements et les déboires qui ont dû précéder cette décision, et la situation difficile du jeune Hahnemann, placé entre l'enclume et le marteau, entre son père et ses maîtres. Rien n'est énervant comme ces luttes entre deux influences contraires, entre le devoir et les préférences, entre le rêve et les sévères réalités de la vie. Elles sont souvent funestes pour les caractères faiblement trempés ; elles fortifient au contraire les natures énergiques comme celle d'Hahnemann, dont la qualité maîtresse était la volonté, renforcée par une dose non infinitésimale de combativité. Il acheva donc ses études et son dernier devoir écrit dans cette école indique clairement la carrière dont il avait fait choix, car il a pour sujet *l'admirable structure de la main humaine.*

Hahnemann passa deux ans à Leipsick, puis un an à Vienne, un an à Hermannstadt, où il avait suivi le gouverneur de Transylvanie, baron de Brückenthal, en qualité de bibliothécaire. Enfin il obtint le diplôme de docteur à Erlangen, en 1779, après avoir soutenu une thèse sur ce sujet : *Conspectus affectuum spasmodicorum œtiologicus et therapeuticus.*

Sa vie d'étudiant fut celle de tous les jeunes gens laborieux et pauvres, c'est-à-dire qu'il consacra ses journées à ses études professionnelles et une bonne partie de ses nuits au travail qui devait le faire vivre. En la seule année 1777, il traduisit de l'anglais 4 ouvrages médicaux. En même temps ses qualités ne passaient pas inaperçues de ses maîtres, qui le traitèrent tous avec bienveillance. Son principal protecteur fut Quarin, de Vienne, médecin ordinaire de l'empereur d'Autriche.

Muni de son diplôme, il revint en Saxe, mais, je ne sais pourquoi, il mena dès le principe une vie assez nomade et je vous fais grâce de l'énumération des villes où il se transporta successivement. En 1783, à Gommern, il épousa Henriette Küchler, fille adoptive du pharmacien Hæseler, puis il passa plusieurs années à Dresde où il se lia d'amitié avec Wagner, médecin des hôpitaux de la ville, qui se fit suppléer par lui pendant un an. Enfin, en 1791, il exerçait à Leipsick et il était membre de la Société économique de cette ville, de la Société de médecine d'Erlangen et de l'Académie des sciences de Mayence, distinctions bien méritées, car il avait publié, depuis 1779, une douzaine de mémoires sur des sujets divers, entre autres sur le traitement des anciennes blessures et des ulcères indolents (1784) et sur les maladies vénériennes (1788).

Ici se termine la période allopathique de sa carrière, car il prit alors une résolution tout à fait inattendue et dont on ne rencontre pas un seul exemple dans l'histoire de l'humanité : il renonça à l'exercice de la médecine. Il n'avait plus foi en son art.

« C'était un supplice pour moi, écrit-il, lorsque
« j'avais à traiter des malades, de marcher toujours
« dans l'obscurité, avec nos livres, et de prescrire,
« d'après telle ou telle hypothèse, des remèdes qui ne
« devaient qu'à l'arbitraire leur place dans la matière
« médicale.

« Je me faisais un cas de conscience de traiter les
« états morbides inconnus de mes frères souffrants
« par ces médicaments inconnus qui peuvent, étant
« des substances très actives, faire passer de la vie à
« la mort ou produire des affections nouvelles et des
« maux chroniques lorsqu'ils n'offrent pas les condi-
« tions d'une appropriation rigoureuse.

« Devenir ainsi le meurtrier de mes frères était
« pour moi une pensée si affreuse que, dès les pre-
« miers temps de mon mariage, je renonçai à la pra-
« tique pour ne plus m'exposer à nuire et m'occupai
« exclusivement de travaux littéraires et de chi-
« mie. »

En effet, en parcourant la liste de ses œuvres,
nous voyons cesser tout à coup les écrits originaux
et la liste des traductions s'allonge démesurément ;
on en compte 4 en 1790 et autant en 1791. Depuis
cette époque jusqu'en 1796, il se remet à publier des
écrits originaux, mais seulement sur des questions
de chimie ou d'hygiène.

Une pareille conduite fait ressortir un des côtés
du caractère d'Hahnemann et nous montre qu'il
n'était pas l'homme des demi-mesures. Il n'était
certes pas le premier qui eût souffert du peu de
certitude de l'art de guérir ; il ne fut pas non plus
le dernier : un de ses illustres contemporains, Murray, s'en était plaint amèrement et plus tard Bichat
a comparé la thérapeutique aux écuries d'Augias ;
néanmoins tous deux ont continué d'exercer leur
art comme ils pouvaient et, en s'efforçant de le faire
sortir du chaos, ils jugeaient leur conscience suffi-
samment à l'abri. Hahnemann s'est montré plus
scrupuleux. Est-il permis de supposer, d'après la fin
du passage que je viens de citer, qu'il serait surve-
nu dans sa clientèle quelque accident qu'il aurait
cru devoir imputer à son traitement ? Cela est possible, malgré la prudence avec laquelle il procédait.

Quoi qu'il en soit, on ne peut attribuer sa décision qu'à un excès de délicatesse ; l'insuccès ou le dépit d'une ambition déçue n'a pas pu en être la cause et, si j'ai insisté sur ses antécédents, c'est pour vous convaincre qu'avant la découverte de l'homœopathie il n'était ni un inconnu ni un déclassé ni un raté. Au contraire, sa carrière avait été heureuse dès le début ; il avait acquis dans le monde médical toute la notoriété et toute l'autorité sur lesquelles on peut compter à 35 ans et il s'était fait des amis parmi les médecins les plus en renom, comme l'archiâtre Quarin, de Vienne, et Wagner, de Dresde. Sa position était donc des plus enviables et il parle de cette période de sa vie dans des termes qui prouvent qu'il n'en a conservé que de bons souvenirs, car il a un mot de gratitude pour tous ceux qu'il fréquentait alors. Son père, dont il n'a jamais reçu que 20 thalers (75 fr.) depuis son départ de la maison paternelle, ne pouvait rien faire de plus et était le meilleur des pères ; Quarin l'a traité avec autant de sollicitude que s'il eût été son seul élève ; il a une dette de reconnaissance envers les professeurs d'Erlangen, Delius, Isenflamm, Schreber et Wendt, qui l'ont traité avec la plus grande bonté ; son beau-père, le pharmacien Hæseler, est un excellent apothicaire ; il s'estime redevable envers le philologiste Adelung et le libraire Dossdorf des progrès qu'il a faits et des bons moments qu'il a passés à Dresde. Un homme mécontent de son sort ne porterait pas des jugements aussi bienveillants sur tous ceux qu'il a connus.

Ses maîtres et ses confrères lui rendaient l'estime qu'il professait pour eux. Hufeland, qui lui accorda toujours la publicité de son journal, resta un de ses amis les plus fidèles. Lorsqu'il fut question, en 1798, de fonder une université à Mittau, Hahnemann fut un des trois premiers auxquels on songea pour les chaires de médecine. Enfin voici un témoignage qui n'est pas suspect, c'est celui d'Hennicke, gérant d'un journal très allopathique, l'*Allgemeiner Anzeiger der Deutschen*. En 1833 il écrivit dans ce journal : « Pen-
« dant plus de vingt ans j'ai imprimé les plus vio-
« lentes invectives contre l'homœopathie et son fon-
« dateur, tant qu'elles ont eu un semblant de vérité
« et de justice et qu'elles étaient signées de leur
« auteur. Cependant j'ai vécu pendant plus de qua-
« rante ans dans les termes les plus amicaux avec
« le conseiller aulique Hahnemann et je le respecte
« comme l'un des plus grands bienfaiteurs de l'hu-
« manité à cause de sa haute culture scientifique,
« de sa remarquable intelligence, de son sagace et
« profond esprit d'observation, des grands services
« qu'il a rendus à la médecine, services qui pendant
« un demi-siècle ont été hautement reconnus par
« tous les juges compétents. Deux guérisons que
« Hahnemann a opérées en 1792 à Gotha et à Geor-
« genthal et qui ont excité une admiration géné-
« rale, ainsi que l'opinion exprimée sur lui par un
« médecin mort ici (le Dr Buddeus), ont d'abord at-

« tiré mon attention sur lui. C'est ce qui m'a inspiré
« la plus grande estime pour lui et tel est le point
« de départ de nos relations amicales et de notre
« correspondance qui n'a jamais été interrompue
« dans la suite. » Considérer comme un des plus
grands bienfaiteurs de l'humanité et traiter d'ami
un homme contre lequel on a imprimé pendant vingt
ans les plus violentes invectives, ce n'est vraiment
pas banal.

La période non médicale de la vie d'Hahnemann fut
cependant la plus féconde pour notre art. Elle fut une
période d'incubation. C'est pendant ces années silen-
cieuses, consacrées à la méditation et à l'expérimentation, qu'il a conçu, vérifié et établi sur des fonde-
ments solides la réforme qui l'a immortalisé. Ce n'est
qu'après s'être assuré de sa valeur réelle qu'il l'a publiée pour en doter l'humanité. Ainsi l'insecte passe
successivement par trois états, dont celui de chrysa-
lide n'est pas le moins important, quoiqu'il échappe
presque à notre observation. Ainsi le ver-à-soie commence par tisser avec une délicatesse infinie l'enve-
loppe dans laquelle il doit subir sa dernière transfor-
mation et lorsque, devenu papillon, il se sert de ses
ailes pour s'échapper de son informe prison, la dé-
pouille qu'il nous laisse est encore assez belle pour
constituer la trame de nos plus riches parures.

La période homœopathique de la vie d'Hahnemann commence, comme vous savez, en 1796 avec
l'apparition de l'Essai sur un nouveau principe pour
découvrir les vertus curatives des substances médi-

cinales. Ce premier essai ne fut pas mal accueilli et l'hostilité contre son auteur ne se déclara que peu à peu. Les causes de cette hostilité sont nombreuses. D'abord aucune erreur de ses confrères n'échappait à sa sagacité et, quand il avait à porter un jugement défavorable, il ne se laissait jamais arrêter par la crainte de déplaire. Dès 1792, année de la mort de l'empereur d'Allemagne, Léopold II, il avait exercé sa verve critique aux dépens des médecins de l'auguste malade ; naturellement ceux-ci ne le lui ont pas pardonné. De plus, la simplicité de sa thérapeutique, l'emploi d'un seul médicament à la fois lui a aliéné en même temps les médecins et les pharmaciens. Pour les premiers la nouvelle méthode bouleversait les habitudes acquises et surtout elle mécontentait leur amour-propre, flatté par des prescriptions compliquées qui faisaient croire à l'étendue de leurs connaissances en matière médicale et qui émerveillaient le vulgaire ; pour les seconds elle était ruineuse, puisqu'elle réduisait des trois quarts les frais du traitement. Enfin, la règle que s'était imposée Hahnemann de ne donner que des médicaments préparés par lui-même le rendait encore plus antipathique au corps des apothicaires. Aussi c'est sur ce point que portèrent leurs premières attaques, la dispensation des médicaments n'étant pas permise au médecin en Allemagne plus qu'en France. C'est en 1800, à Eilenburg, qu'il commença à être pourchassé. Depuis lors il fut condamné à une véritable odyssée, qui ne cessa qu'en 1821, alors que le

duc d'Anhalt-Cœthen le nomma conseiller aulique
et lui offrit l'hospitalité dans sa capitale. De là vient
que ses partisans l'ont souvent appelé le vieillard
de Cœthen. Avant de s'installer dans cette ville, il
avait passé dix ans à Leipsick, où il s'était établi
comme professeur (probablement comme *privat-do-
cent*) et avait fait de nombreux élèves.

Son arrivée à Cœthen fut signalée par un acte de
sauvagerie qu'on ne saurait trop flétrir. Ses ennemis (à la tête desquels se trouvait sans doute le
médecin de la cour), aidés vraisemblablement par
des meneurs qui voyaient là une occasion de faire
de l'opposition au gouvernement, ameutèrent contre
lui la populace. Sa maison fut envahie, saccagée, sa
famille maltraitée au point qu'un de ses fils mourut
quelques jours après des contusions qu'il avait re-
çues. Et l'on s'étonne qu'Hahnemann ait été acerbe
dans la polémique! Quant à moi, je ne suis surpris
que d'une chose, c'est qu'il n'ait tué personne. Loin
de là, il se condamna lui-même à une réclusion per-
pétuelle et pendant quinze ans qu'il vécut à Cœthen
il ne sortit pas une seule fois de sa demeure.

Au point de vue professionnel cette période de
son existence fut la plus brillante. Malades et médecins de tous pays affluèrent dans la petite capitale
du duché d'Anhalt et s'en retournèrent en chantant
les louanges du fondateur de l'homœopathie. En
1835 une Française, Mélanie d'Hervilly, guérie par
lui d'une affection chronique vainement traitée jusqu'alors par les sommités allopathiques de Paris,

s'éprit de son sauveur. Hahnemann était veuf depuis cinq ans et âgé de 80 ans; Mélanie d'Hervilly en avait 35. Ils se marièrent et les nouveaux conjoints (car je n'ose pas dire les jeunes mariés) vinrent se fixer à Paris. Sur ces entrefaites la renommée universelle d'Hahnemann avait attiré un nombre toujours croissant de visiteurs dont les hôteliers et les commerçants de Cœthen avaient bénéficié. Aussi, lorsqu'il eut résolu de venir en France, dut-il s'échapper nuitamment, sans cela on aurait tenté de le retenir par la force, de même qu'on avait brutalement essayé de l'empêcher de s'installer.

Les homœopathes, déjà nombreux à Paris, l'accueillirent à bras ouverts et lui, sensible à cet accueil, déclara loyalement qu'il adoptait la France comme sa seconde patrie : « J'aime, dit-il, la France « et son noble peuple si grand, si généreux, si dis- « posé à la réforme des abus, à l'adoption du nou- « veau et du mieux ; cette prédilection vient encore « de s'augmenter dans mon cœur par mon mariage « avec une Française digne de son pays (1). »

Il vécut encore huit ans au milieu de nous, dans une maison qui existe encore et qui est située rue de Milan, n° 3. C'est là qu'il termina, le 4 juin 1843, son existence si longue et si bien remplie.

______

(1) Lettre à la Société gallicane homœopathique, *L. C.*, t. II, p. 304.

II

La personne d'Hahnemann

Tels sont les faits les plus importants de la vie d'Hahnemann. Voyons maintenant son caractère, sa personne et les qualités qui lui ont permis de jouer un rôle si important et de fournir une si grande somme de travail.

Il était de petite taille, mais très alerte dans ses mouvements et à soixante-dix ans il avait conservé les allures d'un jeune homme. Son regard, d'une vivacité extraordinaire, éclairait un visage creusé de rides profondes au front et aux joues, comme il arrive généralement aux personnes qui ont beaucoup médité, beaucoup souffert et beaucoup lutté. Ces rides donnaient à sa physionomie une certaine sévérité que tempérait la bienveillance du sourire. Il avait bien en vérité le tempérament d'un lutteur; mais vous savez qu'il en est de deux sortes : ceux qui luttent pour des idées et ceux qui luttent pour des intérêts. Il fut sans contredit des premiers, car personne ne servit plus mal ses propres intérêts. Doué d'un caractère enjoué et facile, il était fort agréable dans la conversation, mais il s'animait pendant la discussion et c'est alors qu'il donnait libre cours à son ardeur de polémiste et à sa verve satirique. Griesslich a dit de lui :

« Il y a généralement un ton de polémique dans
« la conversation d'Hahnemann. En même temps, il
« déclare ouvertement qu'il veut laisser toute liberté
« à tous ceux qui ont recours à l'expérience pour
« confirmer et compléter les résultats défectueux
« (y compris les siens), et qui ne cherchent pas à
« les déprécier par de simples présomptions. Il est
« en réalité bien loin de chercher à régner en des-
« pote sur ses disciples et de leur interdire d'avoir
« d'autres opinions que les siennes. »

Autant cet homme était passionné pour la vérité,
autant il était peu soucieux de sa propre gloire. Il
écrivait à Stapf, le 17 décembre 1816 : « Ne
« m'adressez pas d'éloges, je ne les aime point ; je
« ne suis qu'un homme simple et droit, je ne fais
« que mon devoir. L'estime que nous nous devons
« mutuellement, exprimons-la à voix basse et par
« des actes qui en portent témoignage. »

Tout cela dénote la noblesse de ses sentiments et
la hauteur de ses pensées. Profondément religieux,
quoiqu'il ne pratiquât ostensiblement les rites d'aucun culte, il croyait en Dieu, en sa providence et en
la vie future, dont il parlait souvent. Ainsi nous lisons ce qui suit dans une lettre à Stapf, datée du
24 janvier 1814 : « Que les hommes reconnaissent ou
« non la pureté de nos intentions bienfaisantes, nous
« ne travaillons pas seulement pour les applaudisse-
« ments de la foule : le Saint des saints, le Tout-
« Puissant voit avec plaisir nos efforts, et c'est pour
« Lui seul et pour notre conscience que nous vivons

« ici-bas et là-haut. » Ne croyez pas cependant qu'il laissât son imagination s'égarer dans les nuages. Nul au contraire n'était plus difficilement séduit par les mirages de la folle du logis, nul n'était plus ennemi du merveilleux et du mysticisme. Je vous ai montré qu'en thérapeutique il ne négligeait aucun détail, ce qui prouve qu'il ne dédaignait pas le terre-à-terre de notre existence ici-bas.

Il ne comprend pas les notions purement spéculatives, qui n'aboutissent pas à des règles de conduite et qui ne sont pas susceptibles d'être traduites par des actes. Aussi, dans ses élans les plus lyriques, l'enthousiasme ne lui fait pas perdre de vue le côté pratique des choses qui l'ont passionné. Adressant à Stapf ses félicitations au sujet de la naissance d'une fille, il lui écrit : « Pour ma part j'ai toujours « regardé comme un des faits les plus importants « de ma vie les couches de ma femme et l'accroisse- « sement de ma famille. Un être que j'ai contribué « à former dans un effort commun avec celle qui « m'est étroitement liée, un homme nouveau, né de « notre sang, vient au monde augmenter les joies « et les souffrances salutaires de son père et de sa « mère, qui doivent le diriger dans la vie et le pré- « parer à une existence supérieure dans l'éternité. « Quel tableau solennel et bien propre à nous ins- « pirer de graves et sérieuses réflexions !... Déjà je « vois s'entr'ouvrir la tombe de l'épouse, la tombe où « s'ensevelit le bonheur du mari et des enfants ; les « portes de l'éternité sont ouvertes et pourtant, à

« côté de cette scène terrible, voici une existence
« nouvelle qui commence : un être d'origine divine
« a fait dans la terre sa joyeuse entrée. » Voilà pour
le lyrisme ; voici maintenant, quelques lignes plus
bas, la conclusion pratique qu'Hahnemann déduit
en faisant un retour sur lui-même : « Je le répète,
« la naissance de mes enfants a toujours influé pro-
« fondément sur ma vie intérieure et j'ai regardé
« chaque accroissement de ma famille comme une
« sorte d'épreuve que le grand principe du bien, le
« père des esprits, m'impose pour purifier ma
« conscience... C'est dans ces heures que j'ai fait le
« vœu solennel de n'entretenir dans mon âme que
« des sentiments simples et honnêtes, avec l'amour
« de la vérité, et de chercher mon bonheur dans un
« perpétuel perfectionnement de moi-même, tel
« qu'il convient à un citoyen de l'éternité. »

Je pourrais citer plusieurs autres passages d'une
réelle valeur littéraire dans lesquels l'amour du
beau n'exclut pas le souci des détails les moins poé-
tiques. On observe le même contraste dans la nomen-
clature de ses œuvres, car à côté d'un dialogue phi-
losophique, à l'imitation de ceux de Platon, on voit
les titres suivants :

Traité sur les préjugés contre le chauffage par le
charbon de terre et les moyens tant d'améliorer ce
combustible que de le faire servir au chauffage des
fours (1787).

De l'influence que quelques gaz exercent sur la
fermentation du vin (1788).

Addition aux moyens d'explorer la pureté du vin (1791).

Traduction de l'Art du distillateur liquoriste, de Demachy et Dubuisson (1785).

Il est facile, d'après ce qui précède, de juger ce qu'Hahnemann fut comme praticien. D'abord nul ne se montra plus consciencieux. Il consacrait souvent une et deux heures à interroger un malade et il prenait par écrit tout ce qui le concernait. Dans tous les actes de la profession il se montrait aussi scrupuleux, et il exigeait la même vertu de ses élèves. Il faisait appel, chez eux, aux sentiments les plus nobles et c'est là le secret de l'influence magique qu'il a exercée sur eux comme de l'attachement qu'ils ont eu pour lui. Ecoutez Hering nous racontant comment il procédait avec eux à l'expérimentation des médicaments :

« Après avoir rappelé à ses collaborateurs les
« règles de l'expérimentation, il leur donnait les
« flacons de teinture à essayer. Quand ils lui rap-
« portaient leur journal, il les interrogeait soi-
« gneusement sur chaque symptôme particulier,
« appelant continuellement leur attention sur la
« nécessité de désigner nettement le genre de sen-
« sations éprouvées, leur siége, toutes les circon-
« stances qui pouvaient les modifler, l'heure de leur
« apparition, etc. Lorsque, après un contre-examen
« minutieux, ils lui remettaient leur manuscrit, ils
« devaient affirmer qu'il contenait la vérité et rien
« que la vérité; puis ils devaient corroborer leur

« affirmation en lui tendant les mains. Dans les uni-
« versités allemandes cette étreinte des mains a la
« valeur d'un serment. C'est ainsi que notre maître
« a édifié sa Matière médicale. »

Il avait en même temps une haute idée de la dignité de notre profession et il tenait à ce que ses
disciples eussent une conduite conforme à cette
dignité et la fissent respecter. Ainsi il ferma la
porte de sa maison à un étudiant laborieux et intelligent, mais qui avait eu le tort de céder trop ouvertement aux entraînements de la jeunesse. Dans une
lettre à Schrœter encore élève il lui recommande
de garder toujours son rang, il va même jusqu'à lui
conseiller de refuser d'aller voir chez eux les
malades qui sont en état de sortir et il ajoute que
mieux vaut souffrir de pénurie que d'abaisser d'un
iota sa propre dignité ou celle de l'art que nous pra-
tiquons. Il y a deux passages de ses œuvres dans
lesquels il fait le tableau des qualités que doit pos-
séder à ses yeux le médecin idéal. A un prince
allemand qui lui demande conseil sur le choix d'un
médecin, il répond ceci :

« Choisissez de préférence un médecin qui ne mon-
« tre jamais de brusquerie; qui ne s'irrite jamais, si
« ce n'est à la vue de l'injustice ; qui n'ait de mépris
« pour personne, si ce n'est pour les flatteurs; qui ait
« peu d'amis, mais pour amis des hommes de cœur;
« qui laisse à ceux qui souffrent la liberté de se
« plaindre, qui n'émette jamais une opinion avant
« d'avoir bien réfléchi ; qui prescrive peu de médi-

« caments, le plus souvent un seul ; qui se tienne
« modestement à l'écart, loin du bruit de la foule ;
« qui ne se taise pas sur le mérite de ses confrères
« et ne fasse point son propre éloge, enfin, un ami de
« l'ordre, de la tranquillité, un homme d'amour et
« de charité. (1) ».

Le second passage est emprunté au dialogue phi-
losophique intitulé *Socrate et Physon* :

« Connais-tu cet homme, vêtu de laine grossière,
« qui vient de passer ? Sa figure vénérable respire
« un vaste amour de l'humanité : c'est le médecin
« Eumène. Les richesses que son art lui rapporte, il
« ne les consacre point à acheter de splendides mai-
« sons de campagne, à épuiser toutes les fantaisies
« du luxe et de l'opulence; son bonheur est de faire
« le bien. Pour ses besoins modestes il n'emploie
« que le dixième à peu près de son énorme revenu.
« Il fait valoir le reste, et comment? A secourir les
« pauvres dans leurs maladies, à leur fournir les
« médicaments, à nourrir leurs familles pendant la
« convalescence, à rafraîchir les mourants avec les
« plus précieux de ses vins. Il va chercher les mal-
« heureux dans leur triste demeure et leur appa-
« raît comme une divinité bienfaisante. A l'heure
« même où le soleil vivifiant, cette image du Dieu
« inconnu, craint de se montrer aux mortels, Eu-
« mène va porter son secours, ses consolations et
« ses conseils dans les asiles de la misère. On l'adore

---

(1) Du choix d'un médecin (1795). *L. C.*, t. II, p. 8.

« comme dans les anciens temps on adorait les demi-
« dieux bienfaisants, Osiris, Cérès, Esculape. Veux-
« tu marcher sur ses traces, Physon? Reviens à toi-
« méme et mon estime te sera rendue (1). »

III

Œuvre scientifique et médicale d'Hahnemann

Jetons un dernier coup d'œil sur l'œuvre de cet
homme si merveilleusement doué et qui a si bien utilisé les dons que la Providence lui avait départis.

D'abord il fut un chimiste remarquable et se si-
gnala par plusieurs découvertes importantes, surtout celle du mercure soluble, qu'il obtenait en
traitant par l'ammoniaque le nitrate de mercure. Il
découvrit, ou crut découvrir, un principe consti-
tuant de la plombagine (1789). Il inventa, en 1786,
un moyen de constater la présence de l'arsenic dans
les empoisonnements; et ce procédé resta longtemps
classique. La question des falsifications du vin le
préoccupait beaucoup et il a publié en 1788, 1793 et
1794 des mémoires dans lesquels il exposait des
moyens de vérifier la pureté de ce breuvage et d'y
déceler la présence du fer et du plomb.

Ses connaissances n'étaient pas moins étendues
en pharmacologie et il étudiait avec grand soin les

---

(1) Etudes de médecine homœopathique, t. II, p. 264.

moyens de faciliter la préparation des médicaments et ceux de reconnaître leurs falsifications. Il est le premier, croyons-nous, qui ait reconnu que l'association de certaines drogues minérales formait des composés explosibles et il s'est moqué des médecins dont les formules mal combinées n'avaient d'autre résultat que de faire éclater le flacon de potion dans la poche du client.

Mais, quelle qu'ait été sa valeur comme chimiste et comme pharmacien, c'est son œuvre médicale qui est de beaucoup la plus importante et qui lui assure l'immortalité. Cette œuvre, il est facile de la caractériser d'un mot : Hahnemann fut un empirique; non pas un empirique passif, qui ne voit dans la nature qu'une agglomération de faits et dont la science est par conséquent condamnée à un perpétuel recommencement, mais un empirique actif, armé d'une méthode sûre, c'est-à-dire reposant sur un principe juste et partant de la constatation des faits pour s'élever jusqu'à la loi qui les régit. Grâce à la loi et aux faits constatés le savant devine, prédit et réalise les faits encore inconnus. C'est ainsi qu'Hahnemann a procédé : il commence par constater les phénomènes morbides spontanés, c'est-à-dire les maladies, et aussi leur disparition sous l'influence de certains médicaments. Ensuite il met en jeu sa méthode, qui consiste, d'une part, à provoquer des phénomènes morbides artificiels en donnant ces mêmes médicaments à des hommes en santé, d'autre part, à comparer ces deux ordres de phénomènes morbides, spontanés et artificiels. Cette comparaison fait surgir la loi des semblables. Grâce à cette loi il est aisé de trouver des agents curatifs à tout état morbide et de prévoir quels états morbides guérira tout médicament nouvellement découvert. Plus tard l'expérience lui révèle que la dilution et la trituration développent à l'infini les vertus curatives des médicaments et leur communiquent des propriétés nouvelles; cette découverte devient le point de départ d'une posologie beaucoup plus étendue, plus inoffensive et plus efficace que celle en usage depuis des milliers d'années, ce qui nous rend possible une thérapeutique beaucoup mieux adaptée aux mille nuances diverses qui caractérisent les individus.

Grâce à cet empirisme intelligent il a constitué l'unité et l'autonomie de la médecine, qui était auparavant un assemblage de sciences étudiées à un point de vue particulier, mais dépourvues de cohésion. Jusqu'alors sa partie essentielle, la thérapeutique, était tributaire de ces sciences diverses et, suivant l'engouement du moment, elle était ballottée de la chimie à la mécanique, à la physique, à l'anatomie et à la physiologie; je ne parle que pour mémoire de l'astrologie. Aujourd'hui les rôles sont renversés et ce sont ces mêmes sciences qui apportent à la thérapeutique le tribut des notions qu'elles sont aptes à nous donner et dont, quoiqu'on en dise, nous sommes loin de dédaigner la valeur. « Quel « plus grand service pouvait être rendu à la science

« de la médecine que de la soustraire aux influences
« étrangères à son objet, influences qui, dans tous
« les temps, ont dominé l'art de guérir sous le pré-
« texte de l'éclairer et de lui servir de fonde-
« ment (1) ? »

Ce n'est pas tout, car toutes les sciences, même
celles d'observation, ont un côté spéculatif qu'il ne
faut pas négliger. Hahnemann reconnaît lui-même
« qu'il est dans la nature de l'esprit humain de re-
« chercher autour de lui les causes des phéno-
« mènes, (2) » et il n'ignorait pas cette apostrophe
de son contemporain Schiller : « Il faut mépriser le
triste sire qui ne réfléchit pas à ce qu'il accomplit.
Car c'est cela qui fait le plus bel ornement de
l'homme et, s'il est doué d'une intelligence, c'est
justement pour contempler dans le plus profond de
son cœur l'œuvre de ses mains (3). A plus forte
raison devons-nous considérer l'œuvre de Dieu dans
ce qu'elle a d'accessible à notre intelligence bornée
et de Bonneval a dit avec raison :

« Il y a donc en toute science, et particulièrement
« en médecine, et des faits sensibles qu'on voit et
« des faits invisibles qu'on conçoit, et des faits qu'on
« démontre et des faits qu'on induit, et des faits
« qui apparaissent et des faits plus cachés qui, sans
« apparaître, régissent les autres faits et les gou-

---

(1) Léon Simon père, *L. C.*, p. 317.
(2) Trois méthodes accréditées, etc., t. I, p. 476.
(3) *La Cloche*, vers 15-20.

« vernent. Or ce sont les faits invisibles qui, étant
« les seuls essentiels, sont les seuls importants, car
« ils sont les générateurs des autres faits ; et en
« toutes choses ce qui ne se voit pas gouverne ce
« qui se laisse voir (1). » Hahnemann s'est donc
aventuré dans le domaine de la métaphysique, mais
il l'a fait timidement et dans la mesure strictement
nécessaire pour comprendre les sciences qui traitent
de l'être vivant à l'état normal, à l'état de maladie
et à l'état de médicamentation, c'est-à-dire la physiologie, la pathologie et la pharmacodynamie.

Il professe que le corps vivant diffère essentiellement des corps inorganiques. Ce qui le caractérise à l'exclusion de tous les autres, c'est qu'il
sent, agit et s'entretient dans un état constant d'équi-
libre et de conservation. Comme il n'y a pas d'effets
sans cause, ces phénomènes particuliers en ont une
et c'est elle qu'Hahnemann, comme tout le monde,
appelle la vie. Il refuse de se prononcer sur sa nature, car la nature intime des choses est hors de la
portée de notre esprit et la vie ne se fait connaître
à nous qu'indirectement, par la manifestation de
ses effets. Aussi n'en donne-t-il qu'une définition
négative. Ce n'est ni l'âme raisonnable, ni un principe spirituel indépendant de l'âme, c'est un être
abstrait, qui n'a pas d'existence individuelle et qui
ne fait qu'un avec l'organisme dont il est insépa-
rable. Ce n'est donc pas le principe vital seul qui

____

(1) Considérations sur l'homœopathie, p. 317.

sent et qui agit, c'est l'être vivant tout entier ; les sensations, comme les actions, sont impossibles sans le concours de la matière, et lorsque celle-ci est dépossédée de la vie, elle retourne à l'état inorganique.

Pas plus que la vie la maladie n'est un être à part, ayant son existence propre et venant s'ajouter à l'organisme pour le rendre malade ; c'est un état dudit organisme affecté par une cause morbifique. Les premiers signes par lesquels elle se manifeste sont d'ordre vital, car ce sont toujours des troubles sensitifs puis fonctionnels, les altérations organiques ne paraissant qu'en dernier. Sans cesse préoccupé de protester contre l'organicisme, Hahnemann n'a jamais parlé que du rôle de la vie dans les maladies, mais il n'est pas douteux qu'il considérait l'être vivant comme atteint dans sa totalité, car il a dit que, celui-ci étant un, les maladies spontanées ne pouvaient pas être primitivement locales, mais qu'elles se localisaient ensuite et que les maladies de cause externe, d'abord locales, ne pouvaient tarder à devenir générales. La notion de *la maladie* étant déterminée, il classe *les maladies* et il les divise en deux grandes catégories : maladies aiguës, maladies chroniques. Sur les premières il ne dit rien de nouveau, mais son génie créateur se révèle une fois de plus à propos des secondes. Celles-ci, improprement appelées chroniques, ne sont autre chose que les maladies constitutionnelles, admises aujourd'hui par le corps médical tout entier. Il les divise en vénériennes et non vénériennes.

Dans les premières il ne fait pas d'autre innovation que de séparer les végétations de la syphilis et de les rendre idiopathiques sous le nom de sycose ; les secondes ont été entièrement créées par lui. Sur ce point pas plus que sur les autres il ne procède *a priori*. Il observe que trop souvent des maladies, guéries en apparence par les médicaments homœo· pathiques les mieux choisis, reparaissent au bout de quelque temps ou bien sont remplacées par d'autres états morbides qui se succèdent avec une gravité croissante. Il en conclut que ces états successifs ne sont que des portions d'un mal primitif profondément situé, dont la vaste étendue se trahit par des accidents nouveaux sans cesse renaissants. Il est fâcheux sans doute qu'il ait rattaché tous ces accidents à la gale et par la gale à la lèpre. Mais, s'il s'est trompé sur leur filiation, le fond même de sa doctrine n'en est pas moins vrai. Il nous reste à déterminer s'il y a une ou plusieurs maladies constitutionnelles et à établir l'évolution de chacune ; en agissant ainsi nous ferons de bonne et utile besogne. Les travaux des allopathes ne sont pas sans utilité pour jeter du jour sur cette question et l'arthritis est une sœur cadette de la psore.

La pharmacodynamie d'Hahnemann découle de sa physiologie et de sa pathologie. D'abord le pouvoir que possède le médicament de guérir le malade est le même que celui de rendre malade l'homme bien portant, la différence du résultat dans ces deux cas dépend uniquement de celle de l'objet à modifier.

Ensuite, comme l'état dans lequel il agit le mieux est l'état infinitésimal, il s'ensuit que son action n'est ni chimique ni physique ni mécanique, elle est dynamique. Il est même plus juste de dire qu'elle est vitale, car elle atteint l'organisme dans ses propriétés vitales, c'est-à-dire dans sa manière de sentir et d'agir.

Voilà les points fondamentaux de la doctrine d'Hahnemann. Maintenant vous pouvez, sans en diminuer la valeur, admettre ou rejeter les explications par lesquelles il a tenté d'interpréter ses découvertes. La loi des semblables repose-t-elle sur l'antagonisme de l'action primitive et de l'action secondaire des médicaments? Je vous ai dit qu'à mon sens cette explication ne satisfaisait pas complètement l'esprit et cependant on n'en a pas encore trouvé de meilleure. L'action curative des médicaments repose-t-elle sur la substitution de la maladie artificielle à la maladie naturelle ? On peut aussi le contester ; mais ce sont là questions secondaires qui n'atténuent pas la valeur des faits. Dans toute science il y a une partie nécessaire, essentielle et immuable, et une partie contingente, variable suivant les circonstances et susceptible de progrès.

Hahnemann reconnaît lui-même qu'il ne faut pas onfondre « l'essence de l'art, l'homœopathie même, « avec la pratique, qui comprend en général des « manœuvres techniques, essentielles à la vérité, « mais non tout à fait immobiles, et qui dans l'exé-

« cution peuvent subir quelques améliorations et
« modifications (1). »

Et puisque je viens de prononcer ce mot de progrès, l'homœopathie est-elle compatible avec le progrès? Soyez sans crainte. Comme toutes les sciences
qui reposent sur l'observation, elle est féconde et
cette fécondité est la condition la plus favorable
au progrès. Comme je vous l'ai déjà dit, il nous
reste encore trop de desiderata, car Hahnemann a
tout ébauché, mais n'a rien achevé.

En matière médicale nous aurons toujours des
substances nouvelles à expérimenter et surtout il
nous faudrait compléter les pathogénésies de nos
vieux médicaments en les étudiant avec les procédés d'investigation perfectionnés qu'on possède maintenant, en étudiant les relations des symptômes
entre eux et surtout en enregistrant séparément les
effets des différentes doses afin de tâcher d'en tirer
des lois posologiques. En pathologie il nous faudrait,
dans le cadre des maladies constitutionnelles, démêler les traits distinctifs de chacune d'elles si,
comme je le crois, il en existe plusieurs. En thérapeutique, il nous faudrait découvrir des lois précises
concernant le choix des doses et leur répétition,
connaître toutes les incompatibilités et affinités,
enfin trouver les critériums de l'opportunité des médicaments alternés et ceux de la légitimité ou de
l'illégitimité de la polypharmacie, qui restera

____

(1) Lettre à Croserio, 6 février 1835, *L. C.*, t. II, p. 305.

encore longtemps notre pomme de discorde. Voilà les progrès qui peuvent être accomplis par nous seuls homœopathes. Combien il en reste encore à faire en anatomie normale ou pathologique, macroscopique ou microscopique, en physiologie et en hygiène ! Ceux-là les médecins de toutes les écoles peuvent y contribuer, à la condition qu'ils s'en tiennent à l'observation consciencieuse des faits, sans vouloir les dénaturer par [des idées préconçues.

Après l'étude approfondie que nous venons de faire ensemble de la personne et de la doctrine d'Hahnemann, après les innombrables passages de ses écrits que je vous ai cités, une conclusion me semble se dégager tout naturellement, c'est que tout s'enchaîne dans cette doctrine. [Jamais penseur n'a été plus conséquent avec lui-même, jamais chercheur n'a poursuivi son but avec plus de constance depuis le commencement jusqu'à la fin. Et si Lasègue a dit de Stahl que ses idées « tiennent de « leur grandeur et de leur généralité une vitalité « trop puissante pour mourir à la peine comme les « petits systèmes et les demi-doctrines (1) », combien plus ce jugement s'applique aux idées d'Hahnemann dont un siècle déjà passé démontre irréfutablement la vitalité. Et elles ne sont pas près de mourir ces idées hahnemanniennes, car elles ont des adhérents dans toutes les contrées du globe et elles sont pro-

---

(1) Thèse inaugurale.

fessées ouvertement dans une douzaine de facultés de médecine aux États-Unis, où les homœopathes se comptent par milliers et même par dizaines de mille. Ce n'est pas seulement en Amérique que nos idées sont officiellement propagées. Même dans la vieille Europe, où les conditions sont beaucoup moins favorables, à Budapesth par exemple, il y a quelques cours officiels d'homœopathie que tous les étudiants sont forcés de suivre avant d'être docteurs. Et qui vous dit que ce n'est pas un cours d'homœopathie qui a fait éclore dans la tète de Behring et de Kitasato le germe de leurs admirables découvertes? Il y aurait à faire un travail intéressant, qui devrait tenter le professeur Laboulbène, ce serait de tracer un parallèle entre l'état de la médecine en 1796 et en 1896. On pourrait alors mesurer les progrès accomplis et l'on serait forcé de reconnaître que ces progrès ont été faits dans le sens de l'homœopathie. Et leur auteur, ce Samuel Hahnemann qu'on traînait naguère aux gémonies, commence à recevoir des honneurs publics. Je vous ai dit qu'une inscription placée sur sa maison natale rappelait son souvenir aux passants ; une autre a été placée sur sa maison de Cœthen. En France nous n'avons pas encore signalé au public la demeure où il mourut, mais nous avons rendu à sa mémoire un hommage plus pratique en fondant quatre hôpitaux, dont un porte son nom. A Leipsick on lui a élevé une statue, on va en élever une autre à Altona qui touche Hambourg, où il fit un court sé-

jour ; enfin on est en train de construire à Washing-
ton un monument considérable en son honneur.

Aussi l'avenir ne nous effraie pas, car il lui appartient. Les contemporains d'Hahnemann l'ont in-
justement condamné, mais nous interjetons appel
et nous produisons devant la postérité les pièces du
procès ; patients et confiants, nous attendons son
verdict. « Il y a une gloire qui passe et qui accom-
« pagne toutes sortes de gens. La vraie gloire est
« celle qui demeure. Celle-là ne s'assied que sur des
« tombeaux. Elle s'assied et elle enseigne, elle en-
« seigne INVINCIBLEMENT (1). »

---

(1) Jean-Paul Tessier, esquisse de sa vie, de son enseignement, de sa doctrine, par Alph. Milcent, p. 127.

TABLE DES MATIÈRES